复旦大学上海医学院研究生教材

# 急救医学
## 理论与实践

姚晨玲 · 主 编

U0258107

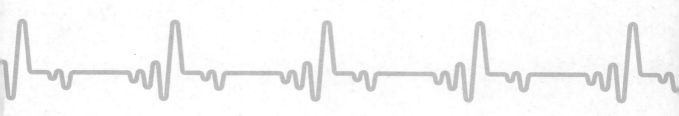

复旦大学出版社

## 编委名单

主　编　姚晨玲

编　者　（按编写章节排序）

姚晨玲　顾国嵘　邵　勉　施东伟　王　婷

项　浩　宋振举　顾宇彤　徐晓波　王葆青

王齐兵　钟春玖　王莉英　王传军

秘　书　周燕南

# P 前言
## reface

　　当今,由于人口老龄化等因素导致的心脑血管急症、交通事故等引起的各种意外伤害,以及地震、洪水、台风及海啸等灾害事件,给急救医学带来了极大的挑战。 如何应对突发医疗事件,如何加强、普及和推广心肺复苏急救技能,不断提高心肺复苏的成功率,降低死亡率,提高患者存活率和生存质量,是当前急救医学临床和教学中的一项重要课题。

　　急救医学是一门新兴的多学科交叉的学科。 自《2000 年心肺复苏和心血管急救国际指南》发表至《2020 年 AHA 心肺复苏和心血管急救指南》的多次更新,为规范和指导心肺复苏的理论探索与临床实践,提高心肺复苏临床医疗、教学和科研水平提供了参考。 近年来,我国心肺复苏领域也有了较快的发展。 急救理论的研究和急救实践的科学普及,以及心脏骤停综合防治体系的构建,更加科学、规范地将心脏骤停发生的前、中、后各个环节融为一个有机整体。 为进一步将近年来的急救理论与实践知识的进展加以总结,我们邀请了相关专家,在参考大量文献后,结合各自丰富的临床和教学经验编写了本书。

　　本书共 8 章,包括心肺脑复苏的基本理论与进展,心肺复苏患者的床旁监护,心肺复苏的基本程序与技能训练,急救复苏患者的气道管理,心脏骤停后综合征,机械通气的应用与管理,围心脏骤停期心律失常的识别与治疗,以及急救现场的组织、指挥与管理等内容。 有较好的学术性和实用性,可作为医学院学生临床学习的急救医学教材,也可供临床执业医师作为临床急救的参考书。

　　由于编者才疏学浅、经验不足,书中难免有不妥之处,恳请各位读者、专家予以指正。

姚晨玲

# C目录
## Contents

## 第 一 章

心肺脑复苏的基本理论与进展

## | 第一节 | 概述

心脏骤停(sudden cardiac arrest，SCA)是公共卫生和临床医学领域中最危急的情况之一，表现为心脏机械活动突然停止，患者对刺激无反应，无脉搏，无自主呼吸或濒死叹息样呼吸，如不能得到及时有效的救治，常致患者即刻死亡，即心源性猝死(sudden cardiac death，SCD)。心肺复苏(cardiopulmonary resuscitation，CPR)是一系列提高SCA 后生存率的急救措施，主要包括开放气道、人工呼吸、胸外心脏按压、除颤、机械通气、心电监护和运用复苏药物，其目标是恢复患者的自主循环和自主呼吸，使患者存活。

据报道，美国每年约 35 万人发生院外心脏骤停，出院存活率为 9.6%，院内心脏骤停存活率约为 18%。由于心肺复苏的自主循环恢复(return of spontaneous circulation，ROSC)率和存活率均较低，尤其是当心脏停搏(cardiac arrest，CA)时间>5 min 时，心肺复苏后往往存在脑功能损害。因此，提出了心肺脑复苏(cardiopulmonary cerebral resuscitation，CPCR)的概念，即对于心搏、呼吸骤停进行心肺复苏，并恢复脑功能，以改善预后，提高患者的生命质量。其根本目标是恢复全身各器官和组织的血液灌注及氧输送，并恢复其功能，尤其是心肺脑功能，而不是单纯恢复心搏和自主呼吸，也不是指在心肺复苏后再进行脑复苏，而应在开始进行心肺复苏时，就注重恢复脑灌流和脑功能。

纵观 CPR 的发展史，1956 年，Zoll 提出体外电击除颤法；1958 年，美国 Peter Safar 发明口对口人工呼吸法，并被确定为呼吸复苏的首选方法；1960 年，Kouwenhoven 等发表有关胸外心脏按压的文章，被称为心肺复苏的里程碑。此三法构成现代复苏的三大要素。1975 年，为了提高 CPR 的基础研究和临床研究水平，获得更多的客观数据确保《心肺复苏指南》的可靠性，由 James Jude、James Elam 和 Peter Safar 发起举行了第一届 CPR 相关专家研讨会(Wolf Creek Conferences of CPR)，第二届、第三届、第四届会议分别在 1980 年、1985 和 1996 年召开。专家们对 CPR 领域的热点问题进行了全方位的探讨，确定了未来的研究方向，这也成为国际上 CPR 研究方向的指南针，直接影响美国心脏协会（American Heart Association，AHA）《心肺复苏指南》的制定。1999 年底，国际复苏联络委员会（International Liaision Committee on Resuscitation，ILCOR）和 AHA 召开了第一次世界性的国际复苏会议，2000 年制定了第一个国际的《心肺复苏和心血管急救指南》。2005 年、2010 年、2015 年和 2020 年，AHA 均重新全面修订了 CPR 及心血管急救（emergency cardiovascular care，ECC）的推荐方案。

　　我国每年发生心脏骤停 50 余万例，发病率已接近发达国家水平，但整体抢救水平远低于发达国家和地区，心脏停搏患者神经功能良好的出院生存率仅为 1％左右。为规范和指导我国 CPR 的理论探索与临床实践、突出具有中国特色的 CPR 整体方略与目标，提高 CPR 临床医疗水平，中国 CPR 领域的专家基于国际 CPR 指南的科学共识，结合我国国情和具体实践，于 2011、2016、2018 年多次制定了《中国心肺复苏专家共识》，涵盖了 CA 前期的预防、识别、预警的方针，CA 中期的标准化、多元化、个体化的方法，以及 CA 后期康复方略，作为指导我国 CA 综合防治体系构建和 CPR 临床实践的行动指南，为广大医务工作者和非医务人员提供有关 CPR 的科学、专业的指导和参考。

## 第二节 | 心脏骤停的判断和心肺复苏的生存链

### 一、心脏骤停的病因

　　造成心脏骤停的原因可分为心源性和非心源性两类，其中心源性约占 90％。

　　1. 心源性心脏骤停　包括各种心脏病和致命性心律失常、心包填塞及心室破裂等。

　　2. 非心源性心脏骤停

　　（1）各种原因引起的呼吸停止（respiratory arrest）：窒息、溺水、气道异物、卒中、海洛因和麻醉剂等药物过量、头部外伤等。由于呼吸停止，气体交换受阻，组织严重缺氧致心脏骤停。

　　（2）电解质紊乱或酸碱平衡失调：高钾血症、低钾血症、低镁血症或酸中毒等情况下，均有可能发生心脏骤停。

　　（3）药物中毒：服用抗心律失常药物或洋地黄等药物时，可能会发生心脏骤停。

　　（4）过敏反应：使用青霉素等药物发生严重过敏反应时，可能会导致心脏骤停。

　　（5）其他意外：手术和麻醉意外、压迫眼球或颈动脉窦方法不当、电击、雷电及严重创伤等也可能导致心脏骤停。

### 二、心脏骤停时的心电图表现

　　引发心脏骤停常见的心律失常类型包括以下。

（1）心室颤动（ventricular fibrillation，VF），简称室颤。最多见，比较容易复苏成功。

（2）无脉性快速室性心动过速（pulseless rapid ventricular tachycardia，pVT），简称室速。心电图显示快速室性心动过速，但心脏不能有效泵血，心输出量为零或接近零，因而扪及不到患者脉搏。

（3）心室停顿或心室静止（ventricular silence）。表现为无电活动的平直线或仅有心房性 P 波，较难复苏成功。

（4）无脉电活动（pulseless electrical activity，PEA）。以往将此类型称为电-机械分离（electro-mechanical dissociation，EMD）似乎不够全面，因为无脉电活动既包括电-机械分离，也含有心室自主节律、室性逸搏、除颤后心室自主节律和缓慢的无脉搏心律。心超检查显示无脉电活动的患者，往往可见微弱的心脏机械活动，但这种机械活动太微弱，以至于不能产生可测得的血压或脉搏。

出现以上 4 种心电图（electrocardiogram，ECG）改变，可以确诊为心脏骤停。一旦出现下列容易引起心脏停搏的心电图改变时，应及时处理，以免诱发心脏骤停。

（1）严重的心动过缓：严重窦性心动过缓（HR<40 次/min）和Ⅲ°房室传导阻滞（Ⅲ° atrioventricular block，Ⅲ°AVB）或窦性暂停（sinus pause）。

（2）严重的室性心律失常：频发多源性室性期前收缩（早搏）呈短阵室速，尤其是呈现尖端扭转型室速时，往往提示可能即将发生心脏骤停。

（3）Q-T 间期明显延长：当 Q-T 间期>0.46 s 时，预示可能会发生心脏骤停。

（4）T 波改变：明显的高钾血症或低钾血症时，出现 T 波高尖或 U 波明显伴 Q-U 延长，应警惕发生心脏骤停。

## 三、心脏骤停的病理生理

1. 无灌流　心脏骤停造成全身性缺血、缺氧，各个器官和组织均处于无灌流状态。人体重要器官对缺血、缺氧的耐受时间各不相同，正常体温时，心肌和肾小管细胞的不可逆缺血、缺氧阈值为 30 min，肝细胞为 1～2 h，脑组织对缺血、缺氧的耐受最差，为 4～6 min。

2. 再灌流　心脏骤停后，若立即施行心肺复苏术，使组织灌流达到正常血供的 25%～30%，即为低灌流状态。这时，大多数组织细胞和器官均能通过低氧葡萄糖分解，获得所需的腺苷三磷酸（ATP）作为能量，心脑功能也可能完全恢复。

若组织灌流在正常血供的 10% 以下，即"涓细血流"。此时，ATP 被迅速消耗，造成"缺血性冻结"，细胞坏死。

3. 再灌注损伤　在心肺复苏期间，若血供仅达到 15%～25%，组织细胞内的 ATP 合成受到严重影响，乳酸增多，会导致细胞内钙离子超载、自由基损伤等一系列再灌注损伤。

## 四、心脏骤停的判断

心脏骤停本质上是一种临床综合征,是多种疾病或疾病状态的终末表现,也可以是某些疾病的首发症状,常常是心源性猝死的直接、首要因素。如何判断患者是否已处于心搏、呼吸骤停的状态,何时应开始进行 CPR 急救呢?

以往认为,需要符合以下 4 项心脏骤停的诊断标准才能开始进行心肺复苏。即:①大动脉搏动消失;②意识丧失;③瞳孔散大;④呼吸停止。但由于判断颈动脉搏动有10%假阴性的可能,同时也会延误心肺复苏,为使更多人能获得及时的复苏,2000 年以后的指南剔除了非医务人员检查颈动脉搏动的步骤,指出应在 10 s 内做出有无循环体征(正常呼吸、咳嗽或自主运动)的评价,即:一旦发现患者没有正常呼吸、咳嗽,或无自主运动,应立即开始在现场进行 CPR。

## 五、心肺复苏的生存链

成功的 CPR 需要一整套协调措施,各个环节紧密衔接,组成环环相扣的生存链(chain of survival)。生存链于 1992 年全美 CPR 会议上被提出,在 2000、2005 年的国际指南中得到重申,其原是一个 4 环节的链,用来描述 VF 所致心脏骤停患者复苏时间的重要性。2010 年的指南新增了第 5 环,即更新为 5 个关键步骤。2015 年的指南将成人生存链分为两条链:院内救治体系和院外救治体系。院外成人生存链的关键环节和2010 年相同,继续强调简化后的通用成人基础生命支持(basic life support,BLS)流程。目击者可进行生存链的 3～4 个环节的救助,急救医疗服务系统(emergency medical service system,EMSS)收到报告并到达现场一般需要 7～8 min 或更久,这就意味着患者心脏骤停初期的生存机会决定于目击者的行动。随着 ROSC 的心脏骤停患者逐渐增多,复苏后康复在心脏骤停患者诊疗中的作用日益凸显。2020 年的指南在原有院前、院内"双五环"生命链的基础上增加了复苏后康复环节,形成"双六环"生命链。

院外救治体系生存链如图 1-1 所示。

(1)立即识别和启动 EMSS,或联系当地急救中心(如呼叫"120")。

(2)尽早由目击者进行高质量 CPR,着重胸外按压。立即进行的 CPR 可使 VF 的心脏骤停患者生存率提高 2～3 倍。

(3)快速电除颤,CPR 加停搏后 3～5 min 内的电除颤可使患者生存率提高49%～75%。

(4)早期由医务工作者进行有效的高级生命支持。

(5)心脏骤停恢复自主循环后治疗,强调高级生命维持和骤停后护理的重要性。

OHCA院外心脏骤停

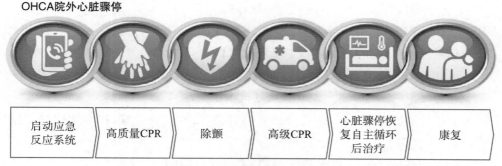

| 启动应急反应系统 | 高质量CPR | 除颤 | 高级CPR | 心脏骤停恢复自主循环后治疗 | 康复 |
|---|---|---|---|---|---|

图 1-1　院外救治体系生存链

（6）康复期的治疗和支持。该环节涉及患者的器官功能的恢复、心理康复及重返社会的能力等内容。

院内成人生存链的关键环节与院外相比，去除第 4 环（高级生命支持院外至院内的转运）。增加第一环，强调对院内患者加强心脏骤停诱因的监测并预防骤停的发生。院内救治体系生存链具体如下（图 1-2）：

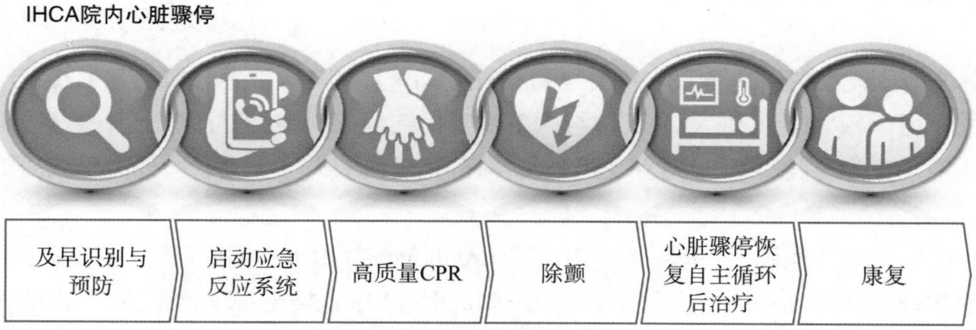

IHCA院内心脏骤停

| 及早识别与预防 | 启动应急反应系统 | 高质量CPR | 除颤 | 心脏骤停恢复自主循环后治疗 | 康复 |
|---|---|---|---|---|---|

图 1-2　院内救治体系生存链

## 第三节｜成人基础生命支持

BLS 是心脏骤停后挽救生命的基础，主要是指徒手实施 CPR。BLS 的基本内容包括识别心脏骤停、呼叫急救系统、尽早开始 CPR、迅速使用除颤器/自动体外除颤仪（automated external defibrillator，AED）进行除颤。目的在于尽快恢复脑的供血和供氧。BLS 的操作不一定仅由医务人员完成，随着全民急救意识的提高，更多人接受 CPR 的普及培训，一旦遇到心脏骤停患者，可由他们及时进行现场复苏。

1. 识别心脏骤停　患者出现意识丧失、呼吸停止、面色苍白或青紫（针对非医务人员的识别标准）；突发意识丧失，伴大动脉搏动消失，特别是心音消失（针对医务人员的识别标准)。如患者仅有临终呼吸,应判为心脏停搏。

2. 启动 EMSS(或"120"急救系统)　立即 CPR,同时拨打急救电话。

3. 基础生命支持中的 CABD(CPR 和除颤)

(1) 循环支持(circulation,C):胸外心脏按压。

(2) 开放气道(airway,A):仰头抬颏法或推下颌法。

(3) 人工呼吸(breathing,B):口对口,口对鼻,口对气管导管,口对防护罩,口对面罩,气囊面罩人工呼吸。

(4) 除颤(defibrillation,D):运用 AED 现场进行除颤。

2010 年的指南把心肺复苏程序调整为 C - A - B,在通气之前即开始胸外按压,胸外按压几乎可以立即开始,而摆好头部位置并尽可能密封以进行口对口(或气囊面罩)人工呼吸的过程则需要一定时间。胸外按压可以为心脏和大脑提供重要血流,心肺复苏初期的循环恢复主要依靠胸外心脏按压来完成。对院外成人心脏骤停的研究表明,有目击者进行胸外按压与未进行胸外按压相比,可以提高患者存活率。

## 一、循环支持(circulation,C)

1. 胸外心脏按压的原理　胸外心脏按压后,由于胸腔内压力增加或其直接按压心脏的作用,产生血流并进入肺循环;与人工呼吸相结合,在肺内进行气体交换,从而将氧输送到全身各器官和组织,再将血回流入心脏,完成血液循环。关于胸外心脏按压的机制,目前有两种学说。

(1)"心泵"学说。20 世纪 50 年代,Kourenhoven 等提出的假说,认为心脏位于有弹性的胸骨、肋骨和坚硬的胸椎之间,在按压胸廓时,心室直接受挤压,使心室腔内的血液直接被挤出,由于心脏各瓣膜的生理功能,血流沿正常方向前进。因此,血液从心脏射出并分别从右心室进入肺动脉和从左心室进入主动脉;当放松按压时,由于胸廓因弹性而扩张,出现胸腔内负压,大静脉内的血流返回心脏,从而形成全身血液循环。

(2)"胸泵"学说。近年来,诸多学者的实验和临床研究发现,在胸外心脏按压时,主动脉瓣、二尖瓣均呈开放状态,胸腔内的压力在主动脉、肺动脉和心脏的各个腔室及食管内等处均相等,而放松按压时,各处的压力均为零。在胸外心脏按压时,胸腔内压力增加,形成了胸腔内外的压力阶差,使血液射出胸腔;而在放松时,胸腔内压力低于胸腔外的压力,此时血液返流回心脏,由此认为在胸外心脏按压时,全身的血液循环是依靠胸腔内外的压力阶差而形成的。

究竟哪种机制是胸外心脏按压时循环恢复的确切机制呢? 目前较多的学者支持"心泵"和"胸泵"在心肺复苏的过程中可能都起作用并相互协作的观点。可能在复苏初期,心脏已不能借助外力起到泵血的作用,而只是作为一个血液流通的管道存在于胸腔内,所以主要依靠胸泵原理产生血流;随着复苏时间的延长,心脏内瓣膜并不总是开启的,胸外心脏按压时,二尖瓣可能关闭。此时,心脏可能呈泵样的射血功能,即心泵的作用。因此,胸腔内的压力和心脏血管内压力均可成为血液循环的动力,其他的辅助方法(如药物等)可以促进泵的作用。

2. 胸外心脏按压操作法　取胸骨下1/2部分为按压部位,术者双手相叠,用下面的手掌根向下按压胸骨5～6 cm,推荐按压频率100～120次/min。研究发现,在心肺复苏初期增加胸外心脏按压频率有利于患者自主循环的恢复,高频快速按压可使心输出量上升。以每分钟100次的频率使胸骨下压5 cm左右,心输出量可达正常的25%以上。在成人心肺复苏进行胸外心脏按压时,应同时进行口对口人工呼吸,无论是双人还是单人操作,均宜按照按压频率与人工呼吸之比为30∶2进行。以往曾推荐双人操作用5∶1及15∶2比例进行胸外心脏按压,但是临床和实验研究均证实,由于口对口人工呼吸会减少胸外心脏按压的次数,不利于自主循环的恢复,因此,目前不推荐5∶1及15∶2的比例。

当抢救者不愿或不能进行人工呼吸时,单独采用胸外心脏按压方法,不进行口对口人工呼吸,有时也能获得复苏成功。实验提示,在心肺复苏的最初6～12 min内,不一定需要进行人工呼吸,单用胸外心脏按压时,心输出量可达25%,生存率可达40.2%;加用人工呼吸后,有时反而容易导致呼吸性碱中毒,使生存率下降至34.1%。

## 二、开放气道(airway,A)

1. 仰头抬颏法　抢救者将一手掌小鱼际(小指侧)置于患者前额,下压,使其头部后仰,另一手的示指和中指置于靠近颏部的下颌骨下方,将颏部向前抬起,帮助头部后仰,气道开放。必要时拇指可轻牵下唇,使口微微张开。注意:①示指和中指尖不要深压颏下软组织,以免阻塞气道;②不能过度上举下颏,以免口腔闭合;③头部后仰的程度以下颌角与耳垂间连线与地面垂直为正确位置;④口腔内有异物或呕吐物,应立即将其清除,但不可占用过多时间;⑤开放气道要在3～5 s内完成,而且在心肺复苏全过程中,自始至终要保持气道通畅。

2. 双手抬颌法　患者平卧,抢救者用双手从两侧抓紧患者的双下颌并托起,使头后仰,下颌骨前移,即可打开气道。此法适用于颈部有外伤者,以下颌上提为主,不能将患者头部后仰及左右转动。颈部有外伤者只能采用双手抬颌法开放气道,不宜采用仰头抬颏法,以避免进一步损伤脊髓。

3. 异物阻塞气道(foreign-body airway obstruction,FBAO)的处理　若患者突然呼吸停止、发绀和意识丧失,应考虑异物阻塞气道的可能,其常见原因是在进食时,不慎将米饭或食物落入气道。对于神志尚清醒的患者,可采用膈肌下腹部加压法(Heimlich法)去除异物,也可用S形口咽导管等简易装置插入口腔,以开放气道。对于意识丧失的成人窒息者,以往推荐先用下腹部加压法(Heimlich法)清除异物,然后行

CPR。新指南提出,应先立即行 CPR,不必先采用腹式冲击法或盲目用手清除异物,以免延误复苏时间。

## 三、人工呼吸(breathing,B)

1. 口对口人工呼吸　抢救者用手将患者的鼻孔捏紧,深吸一口气后,将自己的口唇紧贴患者口唇,做深而快的吹气,然后口唇离开患者,让患者利用其胸廓的弹性做自然呼气,呼吸频率为 12～15 次/min。正常人在平静呼气时,呼出气中含氧量为 15%,大口吸气后的呼出气中含氧量为 17%～18%,空气中的含氧量为 21%。因此,口对口人工呼吸时,呼出气能基本满足患者的氧需求。但是,也有人担心口对口人工呼吸会造成疾病的传染或其他不便。目前,有一些改进的方法可以替代口对口人工呼吸并提高临床效果,如口对鼻、口对面罩、口对口咽管或口对防护物等方法。同时,可用压迫环状软骨,减少胃胀气和防止胸外按压时的胃反流。

2. 气囊面罩加压人工呼吸　是对气管插管这一复苏通气"金标准"的挑战。面罩有单向阀,避免患者呼出气与抢救者口腔接触。面罩透明便于观察胃液反流,一次面罩吸氧可提供的最大潮气量达 1 600 ml。新指南要求救助者必须熟练掌握气囊面罩给氧方法,也可用喉罩或食管–气道联合导管(esophagus-trachea combinated tube,ETC)等替代方法。

## 四、除颤(defibrillation,D)

由于大部分成人非创伤性心脏骤停由室颤引起,若在发病 3～5 min 内进行除颤,可大大提高存活率;当多形性室速与室颤鉴别不清时,可视作室颤处理。AED 体积小,使用方便,非医务人员也很容易掌握操作方法,因而及早运用 AED 是早期复苏的最佳选择。有调查显示,及早 CPR 和配合用 AED 后,存活率可提升到 70%～80%;若不除颤,存活率会下降 10%。

用单相波除颤的首次成功率 200 J 时为 66%,360 J 时为 73%,最近发明的双向波除颤,即在限定的时间内第 2 次补偿放电除颤,优点为需用能量低,150 J 相当于 200～300 J(即 VF 用 150 J),可以减轻心电图 ST 段抬高,减少心肌损伤。采用双相除颤波,其首次除颤成功率 150 J 时约为 92%,200 J 时为 98%。因此,建议采用双相波 1 次除颤,之后立即进行 CPR,而不是连续电击除颤(连续 3 次除颤需花费时间约 1 min 40 s)。

至于在现场复苏时,究竟是先除颤,还是先进行胸外心脏按压,过去大致有两种意见。一种意见认为,大部分成人非创伤性心脏骤停是由室颤引起的,先做 AED 可提高存活率;另有一些临床资料则提示,若因除颤而导致暂停胸外按压的时间太久,即"hands-off-time"的时间越长,心肺复苏的存活率越低,因而主张先进行胸外心脏按压。目前认为，当可以立即取得 AED 时，对于有目击者的成人心脏骤停，应尽快使用除颤器。若成人在没有目击者的情况下发生心脏骤停，或不能立即取得 AED 时，应该在他人前往获取及准备 AED 时开始心肺复苏，而且视患者情况，应在设备可供使用后尽快尝试进行除颤。

## 第四节 高级心脏生命支持

高级心脏生命支持（advanced cardiovascular life support，ACLS）的目的是促进心脏复跳，恢复自主循环，提高心脑灌注压，减轻酸血症，提高室颤阈值。BLS、ACLS 和下一节将要介绍的心脏骤停后治疗（post-cardiac arrest care）都是一种方便的标签，每一种都描述了在治疗心脏骤停患者期间依次应用的一套技能和知识。随着每个救治阶段的进展而进入下一个阶段，各阶段会有重叠，通常 ACLS 是指在 BLS 和心脏骤停后治疗之间的救治阶段。传统将 ACLS 部分也总结成 ABCD，着重于快速评估和采取高级措施维持自主呼吸与循环，区别于 BLS 部分的 CABD 更便于记忆。

### 一、气道管理（airway，A）

评估呼吸状况，是否需要建立高级气道管理，包括放置气管插管、喉罩通气道、气管食管导管。高级气道建立后，通过视、听等体检方式确定气道装置是否放置正确：观察插管后管道内有无水蒸气出现；每次送气时，胸廓是否抬起；从 5 个不同部位进行肺部呼吸音的听诊，是否能听到呼吸音；建议进行 $CO_2$ 波形图定量分析，以确认并监测气管插管位置和心肺复苏质量。

### 二、呼吸（breathing，B）

评估是否有合适的氧疗和通气，继续监测血中 $CO_2$ 和氧水平，观察动脉血氧饱和度是否改善。以往机械通气时都采用较大潮气量（10～15 ml/kg）来进行，目前推荐用小潮气量 6～7 ml/kg（500～600 ml），每次通气时间要维持 1 s。如此的通气量可使胃扩张的风险最小化。

### 三、循环（circulation，C）

评估心律及心率，建立静脉治疗通路，根据情况选择性使用抗心律失常药物。
1. 改善心输出量和血压的药物
（1）肾上腺素（epinephrine，EN）：是首选药物，能同时兴奋 α 和 β 受体。α 受体兴奋作用是治疗的主要机制,可使外周血管收缩(但不收缩冠状动脉和脑血管),从而增加心肌灌流和脑灌流,促进自主循环的恢复;β 受体兴奋可以扩张脑的微血管,改善脑血流,当自主循环恢复后,可以加强心肌收缩,有益于维持自主循环。另外,可使室颤由细颤变成粗颤,便于除颤。在出现无脉电活动时,EN 既可增加心肌灌流,又可增加心肌收缩,有助于心脏重新开始自主活动。尽管 EN 对恢复自主循环的作用十分肯定,但能证明其改善预后的临床资料较少。EN 用法:1 mg 静脉推注,每 3～5 min 重复 1 次。每次从周围静脉给药后应使用 20 ml 0.9% NaCl 溶液(NS)冲管,以保证药物能够到达心脏。

(2) 去甲肾上腺素(norepinephrine):是 α、β 受体兴奋剂,以兴奋 α 受体为主,可明显减少肾和肠系膜的血流,增加心肌耗氧。一旦渗漏,会引起组织坏死等不良反应,故仅适用于自主循环恢复后的严重低血压,收缩压低于 70 mmHg 或外周血管阻力下降时,用 8～30 μg/min 静脉滴注(静滴)。

(3) 多巴胺(dopamine):是体内合成去甲肾上腺素的前体,兼有 α、β 兴奋作用和多巴胺受体(DA₁ 和 DA₂)兴奋作用。在 CPR 期间,多巴胺主要适用于 ROSC 以后的低血压和心动过缓。常与多巴酚丁胺合用治疗复苏后休克。多巴胺不能与 $NaHCO_3$ 或其他碱性药物合在一起静滴,以免影响药物效用。其药理学作用与剂量有关,推荐剂量为 5～20 μg/(kg·min);①小剂量 2～4 μg/(kg·min),可兴奋 DA₁ 受体,改善肾血流,无正性肌力作用,曾用于治疗急性少尿型肾衰竭,但由于其偶然的利尿作用,不能改善肾小球滤过率,故不再推荐;②中剂量 5～10 μg/(kg·min),可兴奋 β 受体,使心肌收缩力增加,心率加快,心输出量上升,另外还有缩血管作用;③大剂量 11～20 μg/(kg·min),可兴奋 α 受体,引起持续的外周血管收缩、血压上升。

(4) 多巴酚丁胺(dobutamine):具有正性肌力作用的合成儿茶酚胺类药物,可同时兴奋 α 和 β₁、β₂ 受体,尤以 β₁ 受体兴奋作用较强,适用于治疗严重的收缩性心力衰竭。推荐剂量为 5～20 μg/(kg·min),>20 μg/(kg·min)时,由于增加心率,可造成心肌缺血,>40 μg/(kg·min)时,可能中毒。适用于 ROSC 后改善心功能,推荐剂量为 5～20 μg/(kg·min),但高于 10 μg/(kg·min)时,往往引起心率明显加快,心肌氧耗明显增加。

(5) 氨力农(amrinone)和米力农(milrinone):能选择性抑制磷酸二酯酶-3 的活性,既有强心作用,又有扩血管作用,适于在常规洋地黄治疗基础上,治疗严重心力衰竭或心源性休克。推荐剂量为 5～15 μg/(kg·min)(氨力农),375～750 ng/(kg·min)(米力农),半衰期较长。

(6) 血管升压素(vasopressin):是一种天然的抗利尿激素,大剂量时具有非肾上腺素的外周血管强力收缩作用。它直接刺激平滑肌 V₁ 受体,使平滑肌收缩。其半衰期远远长于 EN,达 10～20 min,EN 的半衰期为 3～5 min。有研究发现,存活者体内的内源性血管升压素水平明显高于未能恢复自主循环者,提示在 CPR 时,外源性加入血管升压素有利于恢复自主循环。2010 指南推荐成人复苏时,一次剂量为 40 IU 静脉注射,若无效,观察 10～20 min 后,重复一次,适用于心脏停搏时间较长、严重酸中毒和

EN 无效者。2015 年指南总结现有研究发现，无论单用升压素，还是联合使用加压素和 EN，相对于单独使用 EN 并无优势。所以为简化流程，将升压素从成人 CPR 流程中去除。

（7）氯化钙（calcium chloride）：虽然钙剂有增强心肌收缩的功能，但在心肺复苏的临床中未被证实有益，仅适于高血钾、低血钙和钙离子通道阻滞剂中毒时，用 10% 氯化钙 $2\sim4\,mg/kg$ 静脉注射。

（8）洋地黄（digitalis）：具有正性肌力作用，在心肺复苏期间，仅适于控制快速心房颤动（房颤）的心室率。

（9）硝酸甘油（nitroglycerin）：适用于心绞痛、心肌缺血患者，$0.3\sim0.4\,mg$ 舌下含服，可反复含服或用 $25\sim50\,mg$ 加入 0.9% 氯化钠溶液（NS）或 5% 葡萄糖溶液（GS）250 ml 中，开始剂量为 $5\,\mu g/min$ 静滴，若症状未见缓解，每 $5\sim10\,min$ 可增加 $5\sim10\,\mu g/min$。小剂量（$30\sim40\,\mu g/min$）时，可能使静脉扩张，大剂量（$150\sim500\,\mu g/min$）时小动脉也可能扩张，连续使用 24 h 以上，可能产生耐药。

（10）硝普钠（sodium nitroprusside）：其快速直接扩张外周血管的作用适用于治疗高血压和严重心力衰竭患者。$50\sim100\,mg$ 加入 250ml 0.9% NS 中，避光静滴。推荐剂量为 $0.1\sim5\,\mu g/(kg\cdot min)$，最大剂量 $10\,\mu g/(kg\cdot min)$。

2. 碳酸氢钠（sodium bicarbonate，SB）　不适于 CPR 早期运用，因为在心肺复苏早期，组织处于低灌流状态，组织中很少产生 $CO_2$。胸外按压是恢复灌流的主要方法，也是纠正酸中毒的主要方法。靠人工呼吸过度通气可纠正 $CO_2$ 滞留引起的酸中毒，早期较低的 pH 值不影响复苏结果。只有在心脏停搏时间较长，过度通气无法纠正酸中毒时，才须少量应用，可在进行心脏按压和静注 EN 后，以 1 mmol/kg 作为起始量，在持续 CPR 过程中每 15 min 给予 1/2 量，最好根据血气分析结果调整补碱量，防止碱中毒。当自主循环恢复后，由于组织恢复灌流后酸性代谢增加，此时，需要用较大剂量，可按动脉血气分析结果来调整用药剂量。同时，由于 $CO_2$ 比碳酸氢钠更容易通过血脑屏障，静滴后产生的 $CO_2$ 更容易进入脑组织，导致细胞内酸中毒。因此，在用碳酸氢钠时，应同时采用过度通气，以避免脑组织酸中毒。在应用碳酸氢钠时应强调如下指征：①ACLS 前缺氧时间长，会导致代谢性酸中毒；②尤其是过迟的 CPR（即心脏停搏时间较长）和 CPR 时间较长时。

一些由特殊原因引起的心脏骤停（如高钾血症等），在 CPR 早期就应考虑用碳酸氢钠。

3. 利尿剂（diuretics）　呋塞米（速尿）具有利尿作用，对于急性肺水肿患者尚有直接的静脉扩张作用，可以在用药 5 min 内起作用，而利尿作用起效较慢。推荐剂量为 $0.5\sim1\,mg/kg$，静脉缓慢注入。

4. 抗心律失常药物

（1）胺碘酮（amiodarone）：胺碘酮属于Ⅲ类抗心律失常药物，仍是治疗各种心律失常的主流选择,更适宜于严重心功能不全患者的治疗,如射血分数<0.40 或有充血性心衰征象时,胺碘酮应作为首选的抗心律失常药物。因为在相同条件下,胺碘酮作用更强,且比其他药物致心律失常的可能性更小。当 CPR 2 次电除颤及给予血管升压素后,如 VF/无脉性室速(pulseless ventricular tachycardia,VT)仍持续,应考虑给予抗心律失常药物,优先选用胺碘酮静脉注射;若无胺碘酮时,可使用利多卡因 75 mg 静脉注射。胺碘酮用法:CA 患者如为 VF/无脉性 VT,初始剂量为 300 mg 溶入 20~30 ml GS 快速推注,3~5 min 后再推注 150 mg,维持剂量为 1 mg/min 持续静滴 6 h。非 CA 患者,先静脉推注负荷剂量 150 mg(3~5 mg/kg),10 min 内注入,后按 1.0~1.5 mg/min 持续静滴 6 h。对反复或顽固性 VF/VT 患者,必要时应增加剂量再快速推注 150 mg。一般建议每日最大剂量不超过 2 g。

(2) 利多卡因(lidocaine):适用于治疗单向型室速,剂量 1~1.5 mg/kg 静注,3~5 min 或 5~10 min 重复静注,然后以 1~4 mg/min 静滴,最大单次剂量为 3 mg/kg(>1 h)静滴。

(3) 硫酸镁(magnesium sulfate):硫酸镁仅用于尖端扭转型 VT 和伴有低镁血症的 VF/VT/其他心律失常的两种情况。用法:对于尖端扭转型 VT,紧急情况下可用硫酸镁 1~2 g 稀释后静注,5~20 min 注射完毕;或 1~2 g 加入 50~100 ml 液体中静滴。必须注意,硫酸镁快速给药有可能导致严重低血压和 CA。若出现血流动力学不稳定的多形室速,应按室颤的原则处理,及早除颤。

(4) 异丙肾上腺素(isoproterenol):由于其 β 受体兴奋作用较强,在 CPR 期间会导致外周血管扩张,使动脉压下降,增加心肌需氧,容易引起异位搏动,故不适用于 CPR 早期,仅适用于安置起搏器之前的尖端扭转型室速或阿托品无效的心动过缓,而又无法安置起搏器时。推荐用法为 1 mg 加入 5%GS 或 NS 500 ml 中,以 2 μg/ml 浓度,2~10 μg/min 速度,在心电监护下静滴。

(5) 阿托品(atropine):适用于复苏后严重心动过缓。用法为 0.5~1 mg 静注,可以 3~5 min 重复,最终总剂量不超过 3 mg。

5. 给药途径　CPR 期间,为促进药物循环和吸收,推荐经肘、颈部大静脉注射,不宜用远端小静脉、下肢或股静脉注射;EN、利多卡因、阿托品及纳洛酮等对气管黏膜无刺激的药物,可以采用气管内注入法,剂量增加 1~2 倍,用 NS 10 ml 稀释后直接注入,15 s 内可达药物峰值,作用持续时间长。由于心内注射容易造成气胸、冠状动脉损伤、心肌损伤和延误进行胸外心脏按压,若不慎注入心肌,还可能出现难以纠正的心律失常等不良反应,目前已不再推荐。一般仅在心脏手术时或在其他途径无法操作时,采用剑突旁进针(从剑突左侧进针,针尖指向患者头部,左、后方向),而不提倡从胸骨旁左侧进针,以减少冠状动脉损伤。

## 四、鉴别诊断(differential diagnosis,D)

评估和处理鉴别诊断,及时辨别、治疗导致心脏骤停的可逆病因,如电解质紊乱、中毒、心肺及神经系统疾病。就临床医师而言,字母 H 和 T 有助于对心脏骤停危险因素的记忆(表 1 - 1)。

表 1 - 1 心脏骤停常见病因鉴别(5H5T)

| 5H | 5T |
| --- | --- |
| hypoxia(低氧血症) | tamponade(心脏填塞) |
| hypovolemia(低血容量) | tension pneumothorax(张力性气胸) |
| hydrogenion-acidosis(酸中毒) | thrombosis coronary(冠脉栓塞) |
| hypo/hyperkalemia(低钾或高钾血症) | thrombosis pulmonary(肺栓塞) |
| hypothermia(低温) | toxins(毒素) |

## 第五节 | 心脏骤停后的治疗

患者在恢复自主循环(ROSC)和初步稳定后,仍然有很高的病死率,尽管初期 72 h 的预后很难估计,但仍有部分患者可以完全康复。在此阶段,应着力加强循环、呼吸和神经系统支持治疗;积极寻找并治疗导致心脏骤停的可逆性原因;同时,需对呼吸、循环功能,胃肠功能,肾脏和脑功能,以及凝血功能等重要器官的功能进行监测和支持,尤其要重视恢复脑功能。

### 一、心脏骤停后治疗的初始目标和长期关键目标

(1)恢复自主循环后优化心肺功能和重要器官灌注。

(2)转移/运输到拥有综合心脏骤停后治疗系统的合适医院或重症监护病房。

(3)识别并治疗急性冠状动脉综合征(acute coronary syndrome,ACS)和其他可逆病因。

(4)控制体温以促进神经功能恢复。

(5)预测、治疗和防止多器官功能障碍,包括避免过度通气和氧过多。

心脏骤停后患者的综合治疗策略的主要目标是在经过培训的多学科环境中持续地按综合治疗计划进行治疗,以恢复正常或基本正常的功能状态。如果怀疑患者患有 ACS,应分流到具有冠状动脉血管造影和再灌注介入治疗能力(主要指经皮冠状动脉介

入)的机构。该机构应该拥有具备监护多器官功能障碍患者经验的多学科团队,并且可以及时开始适当的心脏骤停后治疗(包括低温治疗)。因为已将重点更改为提高预后功能,所以神经系统评估是存活者常规评估的主要环节。尽早发现有可能治疗的癫痫等神经系统紊乱症状非常重要。癫痫的诊断可能非常困难,特别是在进行低温治疗和使用神经肌肉阻滞药物后,所以脑电图监测已成为这类患者的重要诊断工具。

## 二、复苏后综合征

1. 概念　自主循环恢复后,往往存在严重的心功能不全和血流动力学紊乱,包括低血容量性休克、心源性休克或继发于全身性炎症反应综合征(systemic inflammatory response syndrome,SIRS)的脓毒性休克(septic shock)、多脏器功能障碍综合征(multiple organ dysfunction syndrome,MODS),称为复苏后综合征(post-resuscitation syndrome)。复苏后综合征可由多种因素引起,主要是再灌注衰竭、再灌注损伤、缺血性代谢的脑中毒和凝血障碍。

2. 监测　通过对患者自由基损伤标志物、炎症反应标志物、星形胶质蛋白(S-100B)、脑组织乳酸-丙酮酸和糖含量测定,以及 MRI 频谱分析、正电子发射体层摄影(positive emission tomography,PET)了解脑损伤严重程度,进行复苏后综合征的监测。

3. 防治原则

(1) 消除缺血原因:尽早恢复血流,采取有效的心肺复苏措施,尽可能在再灌注损伤发生前恢复血流,避免再灌注损伤。

(2) 改善缺血组织代谢:补充糖酵解底物,保护缺血组织,补充能量物质 ATP,消除线粒体氧化磷酸化障碍,延长缺血组织的可逆性改变期限(氢醌、细胞色素 C),消除自由基,减轻细胞内钙超负荷,应用细胞保护剂。

(3) 积极防治多器官功能障碍综合征。

## 三、积极进行脑复苏

1. 镇静　常用巴比妥钠、苯妥英钠及地西泮(安定)等,控制躁动,减少需氧量。

2. 目标温度管理和治疗性低体温　神经系统损伤是院外心搏骤停患者最常见的死亡原因,也会导致院内心搏骤停患者的死亡。研究显示,如果对患者施行心搏骤停后标准治疗,相比于不控制体温,在心搏骤停后几小时内将核心温度降至 32～34℃ 能够改善神经系统结局。一项大型随机试验表明,无论将体温维持在 33℃ 还是 36℃,结局的改善相近。对于心搏骤停后的患者,应尽快积极控制患者的核心温度,并至少维持 48 h,即使患者就诊时已经有轻微低体温,也要积极控制并维持体温。在降温过程中,没有证据表明哪种降温方法更好。临床中常常将血管内降温和体表降温联合使用,但不管选择何种方法,都需要使用带有反馈机制的降温设备来积极控制患者体温。

3. 体外心肺复苏术　对于部分难治性心搏骤停患者,如传统 CPR 无效可考虑采用体外膜肺氧合(extracorporeal membrane oxygenation,ECMO)和体外心肺复苏术(external cardiopulmonary resuscitiation,ECPR)。CA 患者主要使用静脉-动脉(V-A)模式 ECMO 治疗。由于 ECPR 的实施需要建立大血管通路及使用专用设备,目前仅推荐用于为救治 CA 可逆性病因(如 ACS、肺栓塞、难治性 VF、深低温、心脏损伤、心肌炎、心肌病、充血性心力衰竭和药物中毒等)赢得时机,以及为等待心脏移植的复苏后患者提供短期机械心肺支持治疗。

## 四、心脏骤停的预后和预防

1. 预后　主要取决于"两个时间"和原有的基础疾病及心肺脑复苏期间重要脏器功能恢复的情况。

(1) 心脏停搏时间(cardiac arrest time,CAT):从发生心脏停搏到开始 CPR 的时间。CAT<5 min,存活率高;心脏停搏时间越长,存活率越低。

(2) 心肺复苏时间(cardiopulmonary resuscitation time,CRT):从开始进行 CPR 到恢复自主循环和自主呼吸的时间。心肺复苏时间越长,患者往往难以存活或存在心脏骤停后神经功能损伤。

(3) 原有基础疾病的严重程度和心功能状况与预后密切相关:因大面积急性心肌梗死所致的心脏骤停,往往难以复苏成功;电解质紊乱、酸中毒、药物中毒等所致的心脏骤停者,复苏成功率较高。

(4) 掌握正确的复苏技术可以大大减少脑功能损害。

2. 预防　预防心脏骤停,必须从预防可能的各种病因着手,并加强对围停搏期(periarrest)各种情况的诊治。

(1) 围停搏期:包括 ACS、急性肺水肿、低血压或休克、有症状的心动过缓、稳定或不稳定性心动过速、急性缺血性中风、复苏后心律失常或心功能不全、药物过量、服毒史和电解质紊乱。

(2) 防治心脑血管意外事件:对冠心病危险因素进行一二级预防和及早诊治 ACS、脑卒中。

(3) 防治其他因素:致命性支气管哮喘、威胁生命的电解质紊乱(低钾或高钾血症)、严重低体温、窒息、电击及中暑等。

## 五、复苏终止

决定何时停止心搏骤停患者的复苏非常困难,可用于指导制定决策的数据非常少,影响停止复苏决策制定的可能因素包括以下。

(1) 复苏持续时间超过 30 min 且没有持续性灌注节律。

(2) 初始心电图节律为心搏停止。

(3) 心搏骤停估计时间和复苏开始之间的间隔较长。

(4) 患者年龄和共病(comorbidity)的严重性。

(5) 脑死亡。

目前,已有更多的客观性复苏终点被提出,其中最佳的结局预测指标可能是复苏 20 min 后的呼气末 $CO_2$(end-tidal carbon dioxide,$EtCO_2$)水平。$EtCO_2$ 值由 $CO_2$ 产量与右心和肺循环静脉回心血量决定。长时间复苏(>20 min)后 $EtCO_2$ 极低(<10 mmHg)是循环缺失的征象,并强烈预示可能发生急性死亡。需注意的是,$EtCO_2$ 低水平也可能是由气管内导管误插入食管所致。因此,决定停止复苏之前必须排除这种可能性

目前国内尚无统一的脑死亡诊断标准,一般认为符合以下几项标准时,应考虑存在脑死亡的可能:①深度昏迷;②自主呼吸停止;③瞳孔固定;④脑干反射消失:包括眼球-头反射(将患者头向两侧转动,眼球应保持原位不动,若随头转动,即娃娃眼现象),对光反射,角膜反射,吞咽反射;⑤脑电图呈平波。至少应由 2 位医师(其中一位经过特殊培训)最后观察并判断患者是否处于终末状态或植物人状态。

(姚晨玲)

## 参考文献

1. 王立祥,孟庆义,余涛,等. 2018 中国心肺复苏培训专家共识[J]. 中华危重病急救医学,2018,30(5):385-400.

2. Merchant RM, Topjian AA, Panchal AR, et al. Part 1:executive summary:2020 American Heart Association Guidelines for cardiopulmonary resuscitation and emergency cardiovascular care [J]. Circulation,2020,142(suppl 2):s337-s357.

## 第二章 | 心肺复苏患者的床旁监护

### 第一节 | 床旁监护系统

心肺复苏期间,尤其是在自主循环恢复后,必须严密监测患者的生命体征,以便及时发现病情的变化,给予适当的干预。对心肺复苏患者进行的床旁监护除了体温、脉搏、呼吸频率、心率、血压等,还应包括对循环功能、呼吸功能、胃肠功能、肾功能、脑功能、凝血功能等重要器官功能的监测和支持,其中,最主要是循环、呼吸功能和肾脏功能及脑功能的监测和支持。床旁监护系统包括有创(创伤性)和无创(非创伤性)两类。

#### 一、循环功能监测

(一)无创循环功能监测

1. 心电图监测(electrocardiogram monitoring) 是危重患者最常用和最主要的监测手段,尤其适用于心血管疾病患者。如监测心绞痛或心肌梗死患者的心电图 ST 段和 T 波改变,以及各种原因引起的心律失常,以便及时、准确地选用药物,特别是抗心律失常药物。模拟 II 导联是最常用的监测导联,因易见 P 波,便于节律监测,便于发现心律失常和下壁心肌缺血;模拟 V5 导联多用于监测心肌缺血,在严重的心脏病患者中可以应用 5 - 导联系统,同时监测模拟 II 导联和 V5 导联,使发现心肌缺血的敏感度达到 80%～96%。

2. 无创血压(non-invasive blood pressure, NBP)监测 为常规监测指标,常用无创袖带,运用振荡测压法原理进行血压监测。振荡测压法的原理是利用袖带充气到一定压力时完全阻断动脉血流,随着袖带压力的减小,动脉血管将呈现完全阻闭→逐渐开放→完全开放的过程,动脉血管壁的搏动将在袖带内的气体中产生气体震荡波,气体震荡波信号最强处就是被测部位动脉的平均动脉压,再由平均动脉压计算出动脉的收缩压和舒张压。震荡法测量无创血压消除了人为因素。因此,其测量结果具有客观性和可重复性。如果保证测量条件,其测量结果也有很高的一致性。

监测时,应选用合适的袖套包裹在患者上臂中部,并注意袖套与接管有否漏气。如监测时间较长或频繁测压,应注意更换测压手臂,避免局部和尺神经受压损伤。心律失常患者如房颤、早搏等则测压结果不准。患者移动或寒战时也可影响监测结果。对于严重低血压患者,由于其测压不准,并且无法连续监测瞬间的血压变化,难以及时发现血压骤降。

3. 体温　利用半导体热敏电阻测温电极,可测量体表温度或鼓膜温度,并进行连续监测。

4. 无创心输出量监测(部分 $CO_2$ 重复吸入法)　将监测装置接在气管插管与呼吸机 Y 管之间,输入患者的相关数据,仪器可自动算出心输出量,操作简便,可连续监测,有良好的准确性和安全性。

5. 无创血流动力学监测(胸腔阻抗法)　胸腔阻抗法血流动力学监测仪的测量原理是:高频电流通过人体时产生阻抗且可以进入深部组织,从而反映内脏血流的容积变化。随着心脏收缩和舒张活动,主动脉内的容积随血流量而变化,故其阻抗也随血流量而变化。心脏射血时,左心室内的血液迅速流入主动脉,主动脉血容量增加,体积增大,阻抗减小;当心脏舒张时,主动脉弹性回缩,血容量减少,体积减小,阻抗增大。因此,胸腔阻抗随着心脏的收缩和舒张发生搏动性变化。新一代胸腔阻抗法采用数字化阻抗信号定量技术(DISQ),可对相应的阻抗变化进行数字化处理,可自行感知阻抗信号的增益,以提高测量和计算的准确性并及时更新。

胸腔阻抗法通过对称安置在颈部和胸部左右两侧的 4 对体表电极,测定并计算出心率、平均动脉压、心输出量/心脏指数(cardiac output/index,CO/CI)、体血管阻力/阻力指数(systemic vascular resistance/index,SVR/SVRI)、心肌加速指数(acceleration index,ACI)、射血前时间(pre-ejection period,PEP)、心肌电兴奋期与机械收缩期之比(STR)、胸腔液体量(thoracic fluid content,TFC)等参数。CO 为每分钟心脏泵出的血液总量,CI 为心输出量/体表面积。$SVR = 80 \times (MAP - CVP)/CO$;$SVRI = 80 \times (MAP - CVP)/CI$;反映了全身血管系统对左心射血的血管阻力(后负荷)。TFC 是指胸廓内包括血管内、肺泡内及组织间隙中的液体容量。TFC 过高代表胸内液体量增加,但并不特指哪部分的液体量增加。TFC 可以在某种意义上代替中心静脉压(central venous pressure,CVP)或肺动脉楔压(肺毛细血管楔压,pulmonary capillary wedge pressure,PCWP)。有研究提示 PCWP 与 TFC 相关性好,提示 TFC 可以作为反映心脏前负荷的良好指标。ACI 指主动脉血流加速度最大值,最大加速度发生在主动脉瓣开放后 15~30 ms;ACI 主要反映心肌收缩力状态,与容量和后负荷完全无关。PEP 为射血前时间;LVET(left ventricular ejection time)为左室射血时间;STR 是 PEP 与 LVET 的比值,是反映左心室收缩功能非常敏感的指标,与血管造影法测得的射血分数有极密切的相关性,其比值越低,说明心肌收缩力越好。

6. 心脏超声监测　临床中，多以超声心动图作为评价心功能的无创方法。它能直观地了解心脏平面的活动情况，并能显示周围的空间关系，对评估各心腔大小和确定有无畸形帮助很大。其测量的 EF 值/心输出量和标准热稀释法测得心输出量结果有 20%～25% 的变异系数。超声心动图检查是目前唯一能够在床旁实时提供有关心脏结构和功能信息的方法。由于心脏超声可以在很短的时间内准确评估血流动力学状态，因此是识别与评估休克或存在循环衰竭重症患者整个诊疗过程的理想工具。

（二）有创循环功能监测

1. 有创血压(invasive blood pressure, IBP)监测　IBP 监测时，从动脉内插入导管，可较准确地测得动脉内压力，但需要操作者掌握较为熟练的技术，有时可能会发生出血、血栓栓塞等并发症，故一般情况下，非危重患者很少采用。

2. 中心静脉压(central venous pressure, CVP)监测　主要适用于失血及血容量不足、各类严重休克、心力衰竭、低心排等危重患者。常选用颈内静脉、锁骨下静脉及颈外静脉穿刺置管。中心静脉压测压前应进行调零，保持换能器在稳定高度（通常选择冠状窦水平高度，在实际工作中可选择第 4 肋间隙腋中线水平）；穿刺过程中注意心律失常、气胸、血胸、心包填塞及空气栓塞等严重并发症的发生。

CVP 本身并不能表明患者的容量状态，但可依其变化进行一些心脏功能状态的评价，其正常值为 $0.5～1.2\,kPa(5～12\,cmH_2O)$，如 $<0.25\,kPa(2.5\,cmH_2O)$ 提示心室充盈欠佳或容量不足，如 $>1.5～2.0\,kPa(15～20\,cmH_2O)$ 则提示右心功能不全或容量负荷过重。由于影响 CVP 的因素较多，包括药物、神经-体液及呼吸等，因此需观察其动态变化来评估循环状况。

3. 上腔静脉血氧饱和度 (oxygen saturation in the superior vena cava, $ScvO_2$)监测　用经过改良、配有光学纤维的中心静脉导管，经外周静脉穿刺后进入上腔静脉，可连续监测 $ScvO_2$，其变量相当于混合静脉血氧饱和度的变量，操作比较简便。复苏后，$ScvO_2$ 一般可达到 70% 以上。

4. 动脉血氧饱和度(arterial oxygen saturation, $SaO_2$)监测　$SaO_2$ 是指动脉血中氧气和血红蛋白结合的程度。正常人 $SaO_2$ 为 95%～98%。

5. 肺动脉导管(pulmonary artery catheter)监测　常用的肺动脉导管也被称为 Swan-Gans 导管。Swan-Gans 导管是由不透 X 线的聚氯乙烯制成的，管腔分成 4 个部分，其中一腔通导管顶端，用来测量肺动脉压力及 PCWP。另一腔在管侧开口，距管端 30 cm，当导管顶端孔位于肺动脉时，此口多在右心房内，故可同时记录肺动脉及右心房压力，并可从此孔注入冰水以测量心输出量。第 3 腔与管的乳胶小气囊相通，可充气 1.5 ml 左右，借此气囊漂浮于血液中，使导管前端随血流进入肺动脉。第 4 腔是实心部分，与距导管顶端 4 cm 的侧孔内所嵌入的微小热敏电阻相连，用来测定肺动脉血温。热敏电阻导管自管尾引出连接于心输出量计算机，自近端孔注射 4℃ 以下 0.9% NS 或 5% GS 进入右心房，液体随血流进入肺动脉，使肺动脉内血液发生温度变化，即可在心输出量计算机屏幕上显示读数。Swan-Ganz 导管的优越性在于以下 4 点：①可以测定肺动脉舒张压(pulmonary artery diastolic pressure，PADP)和 PCWP，再据此估计左心室充盈压；②连续监测肺动脉收缩压和平均压，可以反映由于缺氧、肺水肿、肺栓塞和肺功能不全等引起的肺血管阻力(pulmonary vascular resistance，PVR)的变化；③可以取混合静脉血，测定动静脉血氧含量差；④可用热稀释法测定心输出量。主要适用于低血容量休克、急性心肌梗死、急性呼吸窘迫综合征(acute respiratory distress syndrome，ARDS)并发左心衰竭等循环不稳定危重患者的救治，以及区别心源性和非心源性肺水肿等。常选用颈内静脉穿刺置管方法，置入导管鞘后，将漂浮导管经鞘内放入颈内静脉，插入 15～20 cm，给气囊充气，根据监护仪上压力波形的变化，将漂浮导管逐步置入肺小动脉分支，依据其变化判断患者心血管功能状况，提高危重患者的救治率。

由于肺动脉漂浮导管置入操作可能引起肺动脉栓塞，以及出血、感染、心律失常等严重并发症，且大量临床研究不能证实应用肺动脉导管技术能提高危重患者的存活率。因此，临床医师应严格掌握指征，提高操作技术，达到有效救治危重患者的目的。肺动脉压(pulmonary artery pressure，PAP)收缩压正常值为 15～25 mmHg，舒张压为 5～12 mmHg。肺动脉压：①代表右心室收缩产生的收缩期压力；②反映肺小动脉和肺毛细血管床的流量或梗阻情况。在肺血管无梗阻时，肺动脉舒张压近似于 PCWP。若肺动脉舒张压＞PCWP 6 mmHg(0.8 kPa)以上，表明肺部有阻塞性病变存在，如大面积的肺梗死、肺部慢性阻塞性疾病、肺纤维化或其他原因。PCWP 正常值为 5～12 mmHg。PCWP 基本上与肺静脉压力一致，能准确反映肺循环的扩张或充血压力，正确和连续观测 PCWP 是判断肺充血及其程度较有价值的指标。

6. PICCO 监测技术　PICCO 是英文 pulse indicator continuous cardiac output 或 pulse index continuous cardiac output 的缩写，即脉搏轮廓温度稀释连续心输出量监测技术。PICCO 是结合经肺热稀释方法和动脉脉搏轮廓分析法对血液动力学和容量进行监护管理的常用技术，已经广泛应用于危重症治疗。PICCO 技术中热稀释方法得到的心输出量、心脏舒张末期容积(global enddiastolic volume，GEDV)、胸腔内血容积(intrathoracic blood volume，ITBV)、外周血管阻力、血管外肺水(extravascular lung water，EVLW)、肺血管通透性指数(pulmonary vascular permeability index，PVPI)是非实时的，而根据动脉脉搏轮廓分析得到的参数如每搏量、每搏量变异指数等是实时连续的。其创伤与危险性小，仅用一中心静脉和一动脉导管，就能简便、精确、连续监测，使危重血流动力学监测与处理水平得到进一步提高。PICCO 还有一大优势就是决策流程的提供，即便不是经验丰富的医师，只要按照流程就能较容易地调节患者状态。

7. Edwards Lifesciences 的微创血流动力学监测系统　主要由 Vigileo 监护仪、FloTrac 传感器、PreSep 和 PediaSat 血氧监测导管等组成。Vigileo 监护仪仅需借助一个微创即可进行主要血液动力学信息的连续监测并快速提供信息，易于使用。Vigileo 监护仪可配备 FloTrac 传感器及 PreSep 和 PediaSat 血氧监测导管使用，提供简单的监测解决方案,以便进行先进的血液动力学管理。当配备 FloTrac 传感器使用时,Vigileo 监护仪监测并显示主要的流量参数,如 CCO、SVV/SV、SVR;当配备 PreSep 和 PediaSat 血氧监测导管使用时,Vigileo 监护仪监测并显示连续 $ScvO_2$。

## 二、呼吸功能监测

### (一) 无创呼吸功能监测

1. 呼吸运动监测　可目测;或通过胸部电极,用仪器显示呼吸频率(respiratory rate, RR)、呼吸节律、呼吸周期比例(吸呼比例)。正常成人的呼吸频率为 $12\sim22$ 次/min。呼吸频率加快或减慢,均提示可能有呼吸功能障碍。呼吸频率>35 次/min 时通常提示需要进行机械通气治疗。呼吸频率和吸呼比例的监测常常是调节机械通气参数的参考指标。

2. 潮气量监测　潮气量(volume tidal, VT)是除呼吸频率外最常用的一种通气变量。观察患者呼吸时胸腹部的起伏幅度可以作为潮气量大小的一个目测方法,正常人约为 400 ml,通常可用呼吸机上的监测装置来进行监测。

3. 经皮二氧化碳分压(transcutaneous partial pressures of carbon dioxide, $Ptc\text{-}CO_2$)监测　使用特殊的经皮二氧化碳电极测定皮肤表面的二氧化碳分压,与动脉血二氧化碳分压(arterial partial pressure of carbon dioxide, $PaCO_2$)的相关性较好,可避免频繁抽血测定动脉血气。目前主要用于新生儿和反复抽动脉血困难者。

4. 经皮氧分压(transcutaneous partial pressures of oxygen, $Ptc\text{-}O_2$)监测　同 $Ptc\text{-}CO_2$ 监测一样,使用特殊的经皮测定氧分压电极,监测时需将安置电极的局部皮肤加温至 $43\sim45℃$,使局部皮肤处于良好的血流灌注状态。因此,婴幼儿 $Ptc\text{-}O_2$ 与动脉血氧分压(arterial partial pressure of oxygen, $PaO_2$)的相关性较好。

5. 呼气末二氧化碳分压(end tidal partial pressure of carbon dioxide, $Pet\text{-}CO_2$)监测　于鼻腔或气管插管内置入导管探头,用二氧化碳测定仪连续监测潮气末呼出气的二氧化碳分压,可反映肺泡气二氧化碳分压,与 $PaCO_2$ 绝对值较接近,能反映 $PaCO_2$ 的变化。因此,可以减少动脉血气检查次数。平静呼气时,$Pet\text{-}CO_2$ 的正常值为 $28\sim35\,mmHg(3.7\sim4.7\,kPa)$。正常情况下,$PaCO_2$ 比 $Pet\text{-}CO_2$ 高 $0\sim4\,mmHg$,但是在慢性阻塞性肺疾病(chronic obstructive pulmonary diseases, COPD)患者中,其差值可能达到 $9\,mmHg$ 以上。

6. 呼吸二氧化碳图(capnography)监测　也是一种监测气道二氧化碳浓度的方法。可将探头置于气道或直接与气管插管末端连接,连续地将每次呼吸时二氧化碳浓度的改变以曲线的形式表现并记录下来,正常时呈矩形 *pqrs* 波,E2 为几乎垂直的上升支,正常时 *q* 角几乎为 90°,E3 为肺泡平台,与肺泡 $CO_2$ 分压($P_A CO_2$)接近,仅相差约 5%,*r* 为呼气末二氧化碳分压,I1 为垂直的下降支,显示开始下一次吸气(图 2-1)。呼吸二氧化碳图主要用于了解患者是否存在呼吸、有无气道受阻和 $PetCO_2$ 的改变,例如支气管痉挛时,$q$ 角会发生改变(图 2-2)。

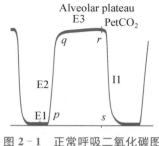

图 2-1　正常呼吸二氧化碳图

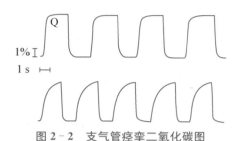

图 2-2　支气管痉挛二氧化碳图

　　7. 脉搏血氧饱和度(pulse oxygen saturation,$SpO_2$)监测　一般采用指夹式脉搏血氧饱和度测定仪(pulse oximeter,POM),利用氧合血红蛋白与还原血红蛋白对不同光谱的吸收量不同,计算出氧合血红蛋白在总血红蛋白中的比例。此方法简便,但容易受末梢循环、皮肤色素、皮肤增厚及皮温等影响。另外,一般情况下,对于正常至轻度缺氧状态的监测结果相对准确,一旦患者处于严重低氧血症,如当 $SaO_2 < 75\%$ 时,用 $SpO_2$ 测定可能会相差 $5\% \sim 12\%$。

　　(二) 有创呼吸功能监测

　　主要指动脉血气分析。其常用的指标包括氧合指标、二氧化碳指标和酸碱平衡指标3 类。呼吸功能监测的主要目标是了解患者是否存在低氧血症和高碳酸血症。因此,动脉血气分析是临床上最能反映呼吸功能的监测指标,也是判断是否存在呼吸衰竭和治疗干预是否有效的重要依据。通常在进行机械通气时,可根据动脉血气分析结果,选择通气模式和调节参数。心肺复苏时常用的动脉血气分析监测指标包括以下几项。

　　1. $PaO_2$ 监测　$PaO_2$ 是指以物理状态溶解在动脉血中的氧分子所产生的压力。位于海平面时 $PaO_2$ 的正常值为 $100\,mmHg$,正常参考值为 $90 \sim 100\,mmHg$。$PaO_2$ 可作为判断动脉血氧合程度的监测指标,既可以反映肺的通气功能,又可以体现肺的换气功能,也可以此来判断有无低氧血症,并监测氧疗的治疗效果。当 $PaO_2 < 80\,mmHg$ 时,为低氧血症;当 $PaO_2 < 60\,mmHg$ 时,考虑存在急性呼吸衰竭。

　　2. $PaCO_2$ 监测　$PaCO_2$ 是指血液中溶解状态的二氧化碳所产生的压力,可以反映肺的通气状态。$PaCO_2$ 正常值为 $35 \sim 45\,mmHg$,增高则提示因通气不足而导致的高碳酸血症,可能存在呼吸性酸中毒;降低则提示通气过度,为低碳酸血症,可能存在呼吸性碱中毒。心肺复苏期间可以根据 $PaCO_2$ 来酌情调整呼吸机的潮气量等参数或使用呼吸兴奋剂。

　　3. 动脉血 pH 值监测　动脉血 pH 值指动脉血酸碱度,正常血液的 pH 值为 $7.35 \sim 7.45$,当 pH 值 $< 7.35$ 时,提示发生酸中毒;当 pH 值 $> 7.45$ 时,则提示发生碱中毒。

4. 标准碱剩余(standard base excess, SBE)监测　SBE 是指在 37℃条件下,血红蛋白与氧充分结合,$PaCO_2$ 为 40 mmHg 时,将 1 L 全血的 pH 值滴定到 7.40 所需的酸或碱的数量,若用酸滴定,则表示碱剩余,以正值(＋)来表示;若用碱滴定,则表示酸剩余,以负值(－)来表示。因此,碱剩余(BE)被认为是代谢性酸碱平衡的重要标志。由于正常人的 pH 值为 7.40 左右,故 BE 的正常值应为 0 左右,即(0±3)mmol/L。在心肺复苏期间,可根据 BE 来酌情补充碳酸氢钠,以纠正代谢性酸中毒。

(三) 组织氧合状况监测

1. 氧输送(oxygen delivery, $DO_2$)监测　氧合后的血从左心室输出并送到全身器官、组织。$DO_2$ 指在单位时间内通过动脉血管系统送到全身器官组织的氧总量。可通过 Swan-Ganz 导管测得心输出量(CO)后用公式计算得出,其正常平均值为 1 000 ml $O_2$/min。

2. 氧消耗(oxygen consumption, $VO_2$)监测　$VO_2$ 为动脉血携氧送到组织后,被组织利用的实际消耗量,可用 $DO_2$ 和右心室血氧含量之差来表示。正常人平均为 250 ml $O_2$/min。

3. 混合静脉血氧饱和度(mixed venous oxyhemoglobin saturation, $SvO_2$)监测　全身静脉血汇总入右心房、右心室,直至肺动脉。因此,肺动脉是最佳的混合静脉血。通常可通过 Swan-Ganz 导管在右心或肺动脉采血测定,也可通过光导纤维肺动脉导管直接测得。$SvO_2$ 的正常值为 0.73～0.85。

4. 氧合指数监测　氧合指数是指动脉血氧分压/吸入氧浓度的比值($PaO_2/FiO_2$),正常值为 430～560 mmHg。若＜300 mmHg 则提示存在急性肺损伤,＜200 mmHg 则提示急性呼吸窘迫综合征。

5. 血乳酸水平监测　对于尚未出现低血压的危重患者,一旦其血乳酸浓度＞1 mmol/L,往往提示患者已经处于组织低灌注状态。

6. 胃黏膜内 pH 值(pHi)监测　pHi 值可反映内脏血管床的灌注情况,pHi 值下降提示胃黏膜酸中毒、黏膜灌注不良及组织缺氧。测定的方法是将一端带有透气并充满 0.9% NS 的硅橡胶囊(张力计)的胃管置入胃腔,经过一定时间使胶囊内的 0.9% NS 与胃黏膜内 $CO_2$ 充分交换后达到平衡,再测定 0.9% NS 中 $PCO_2$ 和动脉血碳酸氢根,应用公式计算 pHi＝ 6.1＋log10[动脉血碳酸氢根浓度/(张力计 0.9% NS $PCO_2$×0.03)]×F(与时间相关的常数),对于早期发现潜在的组织缺血,防止肠道细菌移位和 SIRS 的发生有重要的预警意义。

三、脑功能监测

1. 脑电图(electroencephalogram, EEG)监测　弥漫性脑损伤时可出现弥漫性慢波;当出现局部癫痫样波形时,可能提示癫痫样脑损伤;出现平坦的直线样无脑电活动的波形时,对于脑死亡的判断有重要意义。

2. 颅内压(intracranial pressure, ICP)监测 目前主要采用有创的颅内压监测方法,包括脑室内压监测、硬脑膜下颅内压监测和硬脑膜外颅内压监测,可监测颅内压增高的情况,并可作为脱水剂治疗的观察手段。颅内压正常值为 $10 \sim 18\,kPa$($100 \sim 180\,mmH_2O$),当$>20\,kPa$($200\,mmH_2O$)时称为颅内压增高。最近,已有无创的颅内压监测仪上市。它采用红外线技术,基于闪光视觉诱发电位的原理,经前颅探测颅内压。

3. 脑氧代谢监测 目前尚无公认的临床上较为有效的无创监测标准,但已有少量临床资料提示一种无创的红外线含氧量监测仪(NIRO - 200)可用于监测脑组织氧饱和度(regional cerebral oxygen saturation, $rSO_2$)。它采用 2 个探头,其中一个为发射红外线光探头,发出各个方向的散射光,一部分光穿过脑到达另一个接收光探头,然后计算出组织氧化指标和组织血红蛋白指标。

## 第二节 | 心肺复苏时的监测

### 一、视听反馈设备

在 CPR 中,使用视听反馈设备对胸外按压进行实时优化是合理的。虽然大多数临床研究均未发现使用反馈装置能够改善患者预后,但也没有发现反馈装置具有危害。最近的一个随机对照试验(randomized controlled trial, RCT)研究显示,监测按压深度和回弹的视听反馈设备使院内心跳呼吸骤停患者的存活率增加了 25.6%。目前,指南推荐在 CPR 中使用视听反馈装置,以达到实时优化 CPR 效果的目的。

### 二、心电监测

围复苏期患者为避免电极位置影响听诊和除颤,可将心电监测的正极置于左腋前线最下一肋,负极置于左锁骨下窝,地极置于右锁骨下窝,选择 P 波明显、R 波向上的导联来观察 ST 段改变和心律失常。需要注意的是,围复苏期患者存在心电图信号并不保证有心脏收缩或心排血,需结合脉搏、血压综合分析。此外,心电监护并不能完全替代标准心电图。目前,心电监护波形一般还不能提供心电波形更细微的结构,而且 2 种仪器在测量电路中的带宽也不同。

### 三、无创血压监测

无创血压监测对于严重低血压者往往测压不准,并且无法连续监测瞬间的血压变化,不能及时发现血压骤降。因此,对于围复苏期患者应同时监测心电和血氧饱和度等,或应用有创血压监测。

## 四、Pet - CO$_2$ 监测

在 CPR 中,监测 Pet - CO$_2$ 等生理参数对于优化 CPR 质量可能也是合理的。来自 AHA 的数据显示,当使用 Pet - CO$_2$ 监测 CPR 质量时,心肺复苏术后自主呼吸循环恢复(ROSC)的可能性更高。一项对成人患者 CPR 的观察研究报告说,按压深度增加 1 cm,Pet - CO$_2$ 平均增加 1.4 mmHg。2018 年的一项研究表明,Pet - CO$_2$ < 10 mmHg 通常与不良结局有关,Pet - CO$_2$ > 20 mmHg 和 ROSC 的相关性高于 Pet - CO$_2$ > 10 mmHg。较高 Pet - CO$_2$ 和 ROSC 相关以及增加胸部按压深度可以增加 Pet - CO$_2$ 的研究结果表明,胸外按压时 Pet - CO$_2$ 的值至少为 10 mmHg,理想情况下为 20 mmHg 或更大对患者 ROSC 可能是有利的。CPR 过程中,Pet - CO$_2$ 的突然增加可能反映 ROSC。

连续的 Pet - CO$_2$ 波形监测也是作为确认和监测气管导管正确放置的最可靠方法。在一项小型临床试验和几项观察性研究中,Pet - CO$_2$ 波形图 100% 特异性地证实了心脏骤停时气管内管位置。目前,尚没有研究证实 Pet - CO$_2$ 波形图能否帮助评估其他高级气道如气管-食管导管或喉罩的放置位置是否正确。

## 五、有创血压监测

侵入性动脉血压监测也可能有助于评估和指导 CPR 的质量。如果复苏过程中舒张压突然升高或在节律检查中出现动脉波形并显示有规则节律,可能表明 ROSC。

目前有证据表明,置入动脉导管的患儿在接受 CPR 时,如果婴儿的舒张压至少为 25 mmHg,儿童的舒张压至少为 30 mmHg,会提高神经系统预后良好的生存率。目前认为在心脏骤停时进行有创血压监测能够更有效地评估 CPR 质量。在有条件的情况下,运用连续有创动脉血压监测,以便实施人员使用舒张压评估 CPR 质量,对于成功复苏至关重要。

## 六、心超检查

CPR 过程中,心超检查可以在以下几方面提供治疗信息:血容量状态评估、心脏泵功能评估、无创评估肺动脉压、心包积液的快速监测、低血压原因快速检测、左右室收缩/舒张功能、指导液体治疗和容量复苏。床旁心脏超声可以识别心脏填塞或其他潜在的可逆性心脏骤停原因,并在无脉性电活动中识别心脏运动。然而,心脏超声也可能导致胸

部按压的较长中断。如果有经验的超声医师在场,并且超声的使用不会干扰标准的心脏骤停治疗方案,那么超声可以辅助患者评估。

## 第三节 | 自主循环恢复后器官功能的监测和支持

CPR 期间主要是进行循环和呼吸功能的监测,ROSC 后往往会伴有多个脏器的损伤。因此,需要同时对多个脏器功能进行监测和支持治疗,主要包括呼吸、循环、肾脏和脑功能的监测和支持。其中,最常见的是对心肺功能的监测和支持。

### 一、呼吸功能的监测和支持

1. 呼吸支持的指征　低氧血症、高碳酸血症和呼吸骤停。

2. 呼吸功能监测的指标　动脉血气分析、Pet - $CO_2$、脉搏血氧饱和度、呼吸频率等。

3. 呼吸支持的方法　氧疗和机械通气。氧疗的方法主要有控制性给氧、高浓度给氧和高压氧。控制性给氧一般指在吸氧初期,给予低浓度(25%~30%);高浓度吸氧指40%~60%(中浓度)或>60%(高浓度);高压氧疗则是指在密闭的高压氧舱内,给予超过 1 个大气压(1 个大气压=101 kPa)的高压氧疗,常用 2~3 个大气压。另外,尚有体外氧疗法,即用膜式氧合器(膜肺)在体外进行气体交换。常用的氧疗工具有鼻导管吸氧、面罩吸氧、气囊面罩加压吸氧和气管内吸氧(气管插管或气管切开),以及高压氧舱。常用的机械通气方法为控制机械通气(IPPV),适于无自主呼吸时;有自主呼吸时,适于用压力支持通气(PSV)和双水平气道正压通气(BiPAP)等。机械通气时,可采用无创面罩通气进行呼吸支持,以减少气管插管给患者带来的不便和可能出现的并发症。但是,对于呼吸道分泌物较多,痰液不易咳出或无创通气不能改善呼吸功能的患者,应尽早采用气管插管或气管切开方法。

对于心脏骤停后 ROSC 患者,为避免 ROSC 后的即刻缺氧,应合理使用最高的可用氧浓度,直到 $PaO_2$ 或 $SaO_2$ 能够可靠地测量。在 ROSC 后仍昏迷的患者中,一旦能够可靠地测量 $SaO_2$,可以通过滴定 $SaO_2$ 至 92%~98%来避免高氧血症。在 ROSC 后仍昏迷的患者中,需将 $PaCO_2$ 维持在正常的生理范围内(一般为 35~45 mmHg)。

### 二、循环功能的监测和支持

1. 循环支持的指征　低血压或休克、心功能衰竭和严重的心律失常等。

2. 循环功能监测的指标　包括有创和无创两类。无创血流动力学监测(noninvasive hemodynamic monitoring,NHM)主要有心电图(ECG)和无创血压

（NBP）；有创血流动力学监测（invasive hemodynamic monitoring，IHM）主要包括中心静脉压（CVP）、肺动脉平均压（PAP）、肺毛细血管楔压（PCWP）和心输出量（CO）。

3. 循环功能支持的方法　常用血管活性药物、抗心律失常药物、改善心功能药物，以及必要的血运重建治疗。在 ROSC 后应尽快获得 12 导联心电图，以便确定是否存在急性 ST 段抬高心肌梗死。对 ST 段抬高心肌梗死的患者应尽快进行冠状动脉造影及可能的经皮冠脉介入术（PCI）治疗。

低血压可能通过减少氧输送而使心脏骤停后的脑和其他器官恶化，复苏后低血压与不良的生存和神经结局有关。ROSC 后最好保持动脉收缩压>90 mmHg 及平均动脉压>65 mmHg。虽然有一些数据表明，在心脏骤停后神经损伤的高危人群中，平均动脉压达 80 mmHg 或更高可能是有益的，但这仍未得到广泛证实，ROSC 后的最佳平均动脉压目标尚不清楚。

## 三、胃肠功能的监测和支持

1. 胃肠功能监测的指征　黑便、呕血及便血。
2. 胃肠功能监测的指标　应进行大便隐血、大便常规监测。
3. 胃肠功能支持的方法　对于有意识障碍的患者，应留置胃管，可于自主循环恢复后早期给予胃肠内营养，并酌情给予 H2 受体阻滞剂，防治应激性溃疡和保护胃肠道黏膜功能。

## 四、肾脏功能的监测和支持

1. 肾脏功能监测的指征　主要是少尿和肾功能衰竭。
2. 肾脏功能监测的指标　常用的监测指标为每小时尿量（需留置导尿管）和 24 h 出入量、尿蛋白、尿比重和尿镜检；血尿素氮（BUN）、肌酐（creatinine，Cr）、血清电解质浓度等。正常尿比重为 1.015～1.025，最高与最低尿比重之差应>1.009，至少有一次应>1.020。
3. 肾脏功能支持的方法　主要可从 4 个方面进行：①去除低血压引起肾前性肾功能受损原因，改善循环功能，增加肾脏血流量；②纠正因缺血缺氧造成的代谢性酸中毒；③慎用肾脏毒性药物，去除脓毒症等肾功能受损因素；④出现肾衰竭时，可进行血液透析等肾脏替代治疗。

## 五、凝血功能的监测和支持

1. 凝血功能障碍的指征　出血倾向或微循环障碍等症状。
2. 凝血功能监测的指标　血小板计数减少、血浆 $D$-二聚体或纤维蛋白降解产物

(fibrin degradation products，FDP)增高、血浆纤维蛋白原或凝血酶原下降，以及 3P 试验阳性等实验室指标异常可提示早期发生弥散性血管内凝血(disseminated intravascular coagulation，DIC)的可能。

3. 凝血功能支持的方法　主要是预防 DIC 的发生和及时治疗 DIC。首先，应及时去除感染、低血压、缺氧等诱发因素，当血栓形成时，可用小剂量肝素 5～10 IU/(kg·h)静脉滴注并补充凝血因子。一般情况下，在确定存在 DIC 时应禁用抗纤溶剂，以免加剧血栓形成。

## 六、脑功能的监测和支持

1. 脑功能监测的指征　昏迷等意识障碍。

2. 脑功能监测的指标　主要指标为瞳孔大小、对光反应、病理反射、脑电图和颅内压监测。

3. 脑功能支持的方法　维持正常或轻微增高的平均动脉压，利尿、脱水降低增高的颅内压，以维持较好的脑灌注压及静脉营养。对于 ROSC 后仍意识不清的患者，目前推荐维持 24 h 以上的目标体温 32～36℃ 的亚低温，亚低温后仍昏迷的患者，控制体温、避免发热也是必需的。

目前，推荐在昏迷患者 ROSC 后频繁或持续进行脑电图监测，以便及时发现心脏骤停后的癫痫发作并及时治疗。虽然没有证据表明脑电图监测非惊厥性癫痫发作能改善 ROSC 后患者的预后，但目前仍推荐对 ROSC 后处于昏迷状态的患者进行脑电图检查。

神经预后的评估一般多在恢复正常体温 72 h 后进行，以避免药物的影响。需要综合瞳孔对光反射、瞳孔直径、角膜反射、肌张力、脑电图及神经影像学等多种评估模式来预测患者神经预后。

心肺复苏期间的床旁监护有助于尽早恢复自主循环和改善器官功能。为此，人们仍在不断地探索新的床旁监测方法和新的监护手段，努力提高心肺复苏的存活率和延长生存时间，并积极改善心肺复苏后的生存质量。

（顾国嵘　姚晨玲）

## 第三章　心肺脑复苏的基本程序与技能训练

长期以来，AHA 致力于心肺复苏（CPR）与心血管急救（ECC）知识的更新和传播。AHA 于 1966 年颁布了第一版《CPR 与 ECC 指南》。近年来，每 5 年进行一次更新和总结，2020 年 10 月 21 日新版指南如期而至。在 2020 年指南中，AHA 对成人、儿童、新生儿、复苏教育科学和救治系统等主题进行了全面修订，旨在进一步提高心脏骤停患者的生存率和生存质量。本章参照 2020 指南，就成人基础生命支持（BLS）的内容概述如下。

## 第一节　心脏骤停生存链

2015 年指南依据患者获得救治的不同途径，将心脏骤停生存链分为院外心脏骤停（out-of-hospital cardiac arrest，OHCA）与院内心脏骤停（in-hospital cardiac arrest，IHCA）两条生存链。2020 年指南在原有院外和院内"双五环"生命链的基础上增加了复苏后"康复"环节，形成"双六环"生命链，并对"双六环"生命链中的重要环节进行更新（见图 1-1、1-2）。建立成人心脏骤停生存链的目的在于提醒施救者重视与心脏骤停患者预后息息相关的每一环或每一步，以达到救治效果的最优化。

院外心脏骤停患者的救治将依赖他们所处的社区或公共场所，由非专业救护人员（通常是目击者）启动施救。目击者必须及时识别心脏骤停、进行呼救并拨打"120"启动急救医疗服务（EMS）、开始 CPR 并给予早期除颤（即公共场所除颤）；院内心脏骤停的患者依赖于院内的监控系统来预防心脏骤停，如果发生心脏骤停，患者依赖于医疗机构各个部门间的顺畅沟通，并由专业医护人员组成的多学科团队进行施救。

2020 年指南指出，有证据显示，尽管近年来心脏骤停抢救技术有所进步，但院外心脏骤停患者中仍只有不足 40% 接受了由非专业人员启动的 CPR，而仅有不足 12% 的成人患者在 EMS 到达之前接受了体外自动除颤仪（AED）急救。因此，2020 年指南建议 CPR 培训应面向过往表现出较低目击者 CPR 概率的特定地区、种族和族裔人群，应克服与性别相关的障碍，提高女性目击者参与 CPR 救治的比例。因此，面向社会大众的

BLS 培训(包括 CPR、AED 除颤等)任重而道远。

## 第二节 │ 成人基本生命支持

BLS 的主要内容包括即刻识别心脏骤停、尽早拨打"120"启动急救医疗服务、尽早 CPR、尽早使用 AED 等。成人 BLS 技术要点详述如下。

### 一、确认现场安全

安全的救治现场对于急救人员和患者都至关重要。因此,施救者到达现场应首先确保救治环境安全,迅速扫视患者位置及周围环境,确认有无物化因素威胁,如毒物或触电,以免造成二次伤害,确保救治不被干扰或中断。

### 二、判断患者反应

即刻识别心脏骤停是抢救的第一步。施救者轻拍或轻轻晃动患者肩部,并大声喊道:"喂,你怎么了?"同时观察患者有无正常呼吸,无呼吸或偶尔叹气样呼吸均应视为呼吸停止。指南推荐,心搏骤停的判断标准为"意识丧失,无脉搏,无呼吸或仅为喘息(叹气样呼吸)"。此时施救者应立即呼叫、启动 EMS、取 AED,并尽早开始 CPR 与使用 AED。

### 三、患者的体位

(1) 应将患者仰卧在坚固的平(地)面上,将双上肢放置身体两侧,这种体位更适于 CPR。如需将患者身体翻转,颈部应与躯干始终保持在同一个轴面上,特别是怀疑患者有头颈部创伤或颈椎损伤时尤为重要,因为不适当地搬动颈椎损伤患者可能造成截瘫。

(2) 恢复体位(recovery position)。对无反应但存在呼吸和循环体征的患者,应采取恢复体位,即侧卧位。因为昏迷患者仰卧位时,可能发生舌根后坠阻塞气道,以及呕吐物误吸可能导致窒息,采取侧卧位可以预防此类情况发生。

### 四、循环支持(circulation，C)

2010 年指南的重大改变是以胸外按压开始 CPR(将最初的"ABCD"救治程序改为"CABD"),将循环作为优先,近年来的指南都维持推荐未作更改。因为从生理学角度来说,对于突然心脏骤停的患者,多数是心源性因素引起,循环血液中尚存有适量的动脉氧,人工通气没有胸外按压来得紧迫;同时,以胸外按压开始抢救,也有利于克服为陌生人进行口对口人工通气产生的顾虑而造成救治延误。指南也允许施救者实施单纯胸外按压式心肺复苏,直到 AED 或有经过训练的施救者或 EMS 人员赶到。

　　高质量 CPR(包含胸外按压和人工呼吸)可以提供 1/4～1/3 正常心输出量,为保证高质量 CPR 需要注意以下几点(表 3-1)。

表 3-1　BLS 高质量 CPR 要点

| 内容 | 成人和青少年 | 儿童(1 岁至青春期) | 婴儿(不足 1 岁,除新生儿以外) |
|---|---|---|---|
| 现场安全 | 确保现场对施救者和患者均是安全的 | 同成人和青少年 | 同成人和青少年 |
| 识别心脏骤停 | 检查患者有无反应<br>无呼吸或仅是喘息(即呼吸不正常)<br>不能在 10 秒内明确感觉到脉搏<br>(10 秒内可同时检查呼吸和脉搏) | 同成人和青少年 | 同成人和青少年 |
| 启动应急反应系统 | 如果您是独自一人且没有手机,则离开患者启动应急反应系统并取得 AED,然后开始心肺复苏,或者请其他人去,自己则立即开始心复苏,在 AED 可用后尽快使用 | 有人目击的摔倒:对于成人和青少年,遵照左侧的步骤;<br>无人目击的摔倒:给予 2 分钟的心肺复苏,离开患者去启动应急反应系统并获取 AED,回到该儿童身边并继续心肺复苏,在 AED 可用后尽快使用 | 同儿童(1 岁至青春期) |
| 没有高级气道的按压-通气比 | 1 或 2 名施救者 30:2 | 1 名施救者 30:2,2 名以上施救者 15:2 | 同儿童(1 岁至青春期) |
| 有高级气道的按压-通气比 | 以 100～120 次每分钟的速率持续按压<br>每 6 秒给予 1 次呼吸(每分钟 10 次呼吸) | 同成人和青少年 | 同成人和青少年 |
| 按压速率 | 100～120 次每分钟 | 同成人和青少年 | 同成人和青少年 |
| 按压深度 | 5～6 厘米 | 至少为胸部前后径的 1/3,大约 2 英寸(5 厘米) | 至少为胸部前后径的 1/3,大约 1.5 英寸(4 厘米) |
| 手的位置 | 将双手放在胸骨的下半部 | 将双手或一只手(对于很小的儿童可用)放在胸骨的下半部 | 1 名施救者将 2 根手指放在婴儿胸部中央,乳线正下方;2 名以上施救者将双手拇指环绕放在婴儿胸部中央,乳线正下方 |
| 胸廓回弹 | 每次按压后使胸廓充分回弹;不可在每次按压后倚靠在患者胸上 | 同成人和青少年 | 同成人和青少年 |
| 尽量减少中断 | 中断时间限制在 10 秒以内 | 同成人和青少年 | 同成人和青少年 |

1. 按压位置　指南建议,对成人心脏骤停患者,胸外按压位置在胸骨下段,施救者应将掌根置于胸骨下段。实践中,不应片面追求最佳的按压点而浪费宝贵的急救时间。

2. 胸外按压速率　2010 年指南推荐胸外按压速率为每分钟至少 100 次,2015 年指南认为过快的按压可能不利,因此推荐以 100～120 次/min 的速率进行胸外按压,2020 年指南维持推荐未做更改。

3. 胸外按压深度　2010 年指南推荐按压深度至少 5 cm。2015 年指南结合新证据,提出胸外按压深度应有上限,超过上限对预后可能有不良影响,更新推荐胸外按压的深度至少 5 cm,但不超过 6 cm。2020 年指南维持推荐未做更改。

4. 胸廓完全回弹　2015 更新指南继续强调了高质量 CPR 的特点,以足够的速率和幅度进行按压,保证每次按压后胸廓完全回弹,尽可能减少按压中断,并避免在按压间隙倚靠在胸壁上。

5. 减少胸外按压中断　减少胸外按压中断一直是需要关注的重点。胸外按压中断的原因可分为不可避免的与可以避免的。不可避免的因素包括当 AED 分析心律时或进行人工通气时。可以避免的因素通常是可控的人为因素,如配合不熟练、抢救时注意力分散。目前建议,成人心脏骤停除颤前、后胸外按压暂停应尽量缩短。做 2 次人工通气时间应控制在 10 s 以内。指南要求胸外按压时间在整个心肺复苏中的占比至少在 60% 以上。

6. 实时视听反馈装置的应用　使用视听反馈装置能对 CPR 质量进行实时监控、记录和反馈。即使是训练有素的专业人员,要在复苏过程中始终将注意力放在速率、深度和胸廓回弹这 3 项要点上,同时尽可能减少按压中断,也是一项复杂的挑战。有证据表明,使用视听反馈装置可以有效纠正胸部按压速率过快的倾向,也可以减少胸部按压时的倚靠压力。近来,Goharani 等的一项包含 900 例国际心脏病协会院内心脏骤停(IHCA)患者的多中心 RCT 研究显示,使用便携式胸外心脏按压视听反馈装置指导胸外心脏按压可以显著提高患者的 ROSC 比例(66.7% *vs* 42.4%)和出院生存率(54.0% *vs* 28.4%),从而为视听反馈装置的有效性提供了更多支持性证据。2020 年指南推荐在心肺复苏过程中使用视听反馈装置,以实时提高 CPR 质量,该内容维持 2015 年更新指南的推荐级别,并建议使用多种装置从不同方面监测和反馈 CPR 质量。

## 五、开放气道(airway, A)

开放气道最常用的是仰头提颏法。如怀疑患者有颈部创伤,建议采用推举下颌法,以避免颈部动作而加重颈部损伤。如有必要,开放气道的同时可以清除患者的口腔异物和呕吐物。但不应作为常规而延误胸外按压操作,进而降低胸外按压在整个心肺复苏过程中的占比。

1. 仰头提颏法　患者取仰卧位,操作者站在患者一侧,为完成仰头动作,应把一只手放在患者前额,用手掌把前额向后推,使头部向后仰;另一只手的手指托起下颏骨,向上抬颏(图 3-1a)。注意应抬起下颏骨的骨性部位,切勿着力在下颌部下方的软组织,否则有可能造成气道梗阻。

2. 推举下颌法　患者取仰卧位,操作者站在患者头侧,把双手放置在患者头部两侧,肘部支撑在患者仰卧的平面上,将手指置于患者的下颌角下方并用双手提起下颌,使下颌前移(图 3-1b)。如患者紧闭双唇,可用拇指把口唇分开。推举下颌法是较难的开放气道方法,如果无法有效地开放气道,则应采用仰头抬颏法,因为 CPR 中维持有效的气道从而保证通气是最重要的。

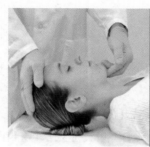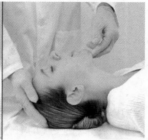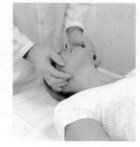

a. 仰头提颏法　　　　　　　　　b. 推举下颌法

图 3-1　成人心脏骤停开放气道手法

## 六、人工呼吸(breathing,B)

1. 口对口人工呼吸　口对口呼吸是一种快捷有效的通气方法,是在院外环境、没有器械可供使用时的唯一选择。呼出气体中的氧气(含 16%～17%)足以满足患者需求。人工呼吸时,要确保开放气道,保持气道通畅,施救者捏住患者的鼻孔,防止漏气,用口唇把患者的口全罩住,呈密封状,每次吹气应持续约 1 s,确保吹气时胸廓抬起才是有效通气。

2. 口对鼻呼吸　口对口呼吸难以实施时,应推荐采用口对鼻呼吸,尤其是患者牙关紧闭无法开口、口唇创伤时。

3. 口对面罩通气　采用透明有单向阀门的面罩,施救者可将呼气吹入患者肺内,可以避免与患者口唇直接接触,有的面罩有氧气接口,以便口对面罩呼气的同时供给氧气。用面罩通气时,双手把面罩紧贴患者面部,加强其闭合性则通气效果更好。口对面罩通气有两种方法,一种是头位法,操作者位于患者头顶部,利于观察患者胸部起伏,推举下颌时多用此法。另一种方法是操作者位于患者一侧,仰头提颏时多用此法(图 3-2a)。

4. 球囊面罩通气　使用球囊面罩通气是院内心脏骤停或院外救护车到达时的首选。一般球囊充气容量为 900～1 000 ml,在保持气道开放状态下,每次挤压球囊容积的 1/2 左右,能观察到患者胸廓抬起即可。

使用球囊面罩通气时,不管是单人还是双人操作,建议使用 E-C 手法将面罩固定就位(图 3-2b、c),具体要求如下:

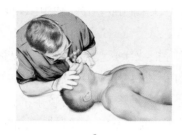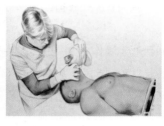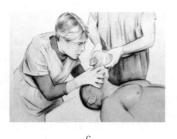

a　　　　　　　　　　b　　　　　　　　　　c

图 3-2　口对面罩通气(a)、单人(b)和双人(c)球囊面罩通气

（1）使患者头部后仰。

（2）将面罩放在患者脸上，面罩尖端处于患者鼻梁处。

（3）将一只手的拇指和示指放在面罩上形成"C"形，向下用力将面罩压向患者面部，用力适当，使面罩不漏气即可。

（4）用剩余的 3 个手指提起下颌角（3 个手指形成"E"形），开放气道，使面部紧贴面罩。

5. 气道辅助装置　在使用球囊面罩通气时，气道开放操作（仰头提颏法或推举下颌法）未能成功，不能保证有效通气时，可考虑使用气道辅助装置（如口咽通气道和鼻咽通气道），必要时建立高级气道（如经口气管插管）。

口咽通气道（oropharyngeal airway，OPA）适用于无意识的患者，不能用于有意识的患者，因为会诱发恶心和呕吐。使用 OPA 时应选择合适的尺寸，测量尺寸时将 OPA 置于脸部一侧，头端位于口角处，远端位于下颌骨转角处（图 3-3a）。

鼻咽通气道（nasopharyngeal airway，NPA）是一根柔软的橡胶无囊插管，可用于半意识或有意识的患者。同样，应选择合适的尺寸，NPA 的长度应与患者鼻尖至耳垂的距离一致（图 3-3b）。

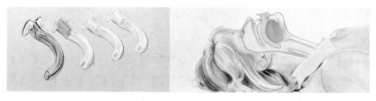

a. 口咽通气道

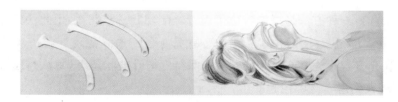

b. 鼻咽通气道

图 3-3　口咽通气道和鼻咽通气道

## 七、按压-通气比

2005 年指南把按压-通气比从 15：2 改为 30：2，之后的指南推荐意见维持不变，每次通气超过 1 s，须使患者胸部抬起，但应避免过度通气。

CPR 期间，当建立了高级气道（气管插管）时，施救者不再按 30：2 按压通气比进行通气，即通气时不需要中断按压。2015 年指南推荐每 6 s 给予 1 次通气（每分钟通气 10 次），同时做持续胸外按压。改变了 2010 年指南的每 6～8 s 给予一次人工呼吸（每分钟 8～10 次）的推荐。成人、儿童和婴儿都遵循这个单一的频率，可以更方便学习、记忆和实施。

## 八、电除颤（defibrillation，D）

1. 早期电除颤的意义　作为 BLS 的一部分，早期除颤意义重大。原因有：①心脏骤停初期的心律大多是室颤；②室颤最有效的治疗是电除颤；③除颤成功的可能性随着时间的流逝而减小，最终成为心脏停搏而失去除颤机会。除颤仪分为手动持柄式除颤仪和体外自动除颤仪（AED），前者为专业医护人员和院前急救人员使用，后者可供受培训后的非专业人员使用。因此，一旦 AED 到达现场，应尽早使用。

2. 心脏骤停时的心电图分类　心脏骤停的心电图表现可分为 4 类：室颤（VF）、无脉性室速（pVT）、无脉性电活动（PEA）和心脏停搏（即心电图一直线）。其中，VF 和 pVT 为可电击心律，而对 PEA 和心脏停搏则电击无益，救治主要以 CPR 为主。AED 可以自动分析心律，并做出判断，通过语音提示给出是否需要除颤的建议。

3. AED 操作程序

（1）打开 AED 电源。

（2）根据患者年龄，选择成人或儿童（<8 岁）电极片，有些 AED 只配备成人电极片，若可供选择，应加以区分。施救者将 AED 电极片粘贴在患者身上，然后将电极与 AED 相连。AHA 指南推荐了 4 种电极放置位置：前侧位、前后位、前-左肩胛下及前-右肩胛下，4 种电极放置方法效果相同。由于前侧位易于放置和培训，默认为首选的放置方式。在前侧位，一个电极放在右锁骨正下方，另一电极放在左乳头外侧（图 3-4）。

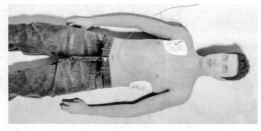

图 3-4　前侧位电极片放置位置

（3）AED 开始自动分析心律。此时，施救者应停止心肺复苏，不能触碰患者，以免干扰 AED 分析心律。

（4）当 AED 发出可以电击指令时，AED 操作员应呼叫"离开患者"，让周围人离开，不能触碰患者。

（5）确认无人员接触患者时，AED 操作员按下电击按钮，除颤完成。

（6）立刻从胸外按压开始启动心肺复苏。

（7）此后，每间隔 2 min，AED 会语音提示自动分析心律，按（3）～（6）循环操作。

4. 双重连续除颤的应用　双重连续除颤指的是应用两台 AED，将一台 AED 电极片黏附于前侧位，另一台 AED 电极片黏附于前后位或前侧位的相邻部位，将两台 AED 同时或者经历短暂的间隙先后实施电击。

近年来，有研究者提出，双重连续除颤适用于常规电击方法无效的顽固性室颤和无脉性室速患者。但也有一些观察性研究表明，双重连续电除颤与标准电除颤相比，对患者的 ROSC 成功率、生存率、神经系统预后的影响差异无统计学意义。鉴于此，2020 年指南首次提出对顽固性可除颤心律使用双重连续电除颤的观点，但由于目前研究证据有限，最近的系统综述也未发现支持双重连续除颤的可靠证据，尚不确定双重连续除颤是否能够获益。因此，2020 年新版指南不建议常规使用双重连续电除颤。

## 九、心脏骤停可逆病因分类

AHA 将心脏骤停的常见原因归纳为以下十大可逆因素，为便于记忆，简称"5H5T"。"5H5T"病因分析应贯穿 BLS 乃至 ACLS 的各个环节。事实上，可逆病因不及时纠正，CPR 很难获得成功，即便 ROSC 恢复也难以持久，因此必须加以足够的重视。"5H5T"包括以下：①低血容量（hypovolemia）；②缺氧（hypoxia）；③氢离子（hydrogen ion）（酸中毒）；④低钾血症/高钾血症（hypo/hyperkalemia）；⑤低体温（hypothermia）；⑥张力性气胸（tension pneumothorax）；⑦心包填塞（tamponade）；⑧毒素（toxins）；⑨肺栓塞（thrombosis pulmonary）；⑩冠脉栓塞（thrombosis coronary）。

## 十、阿片类药物中毒的复苏程序

2020 年指南就怀疑阿片类药物过量救治的推荐意见概述如下。附针对非专业急救人员和专业医务人员的阿片类药物相关急救流程图（图 3-5、3-6）

1. 阿片类药物过量治疗　对于已知或疑似阿片类药物过量的患者，如果脉搏存在而无正常呼吸，或仅是喘息（即呼吸停止），除提供标准救治外，还可由经过适当培训的施救者，给予纳洛酮肌内注射（0.4 mg），并可在 4 min 后重复给药。目击者应在等待患者对纳洛酮或其他干预措施反应的同时，尽快拨打"120"启动 EMS，不可因纳洛酮给药而

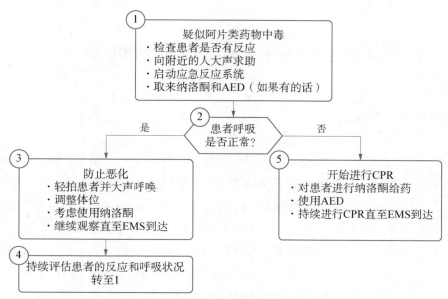

图 3-5　针对非专业急救人员的阿片类药物相关急救流程

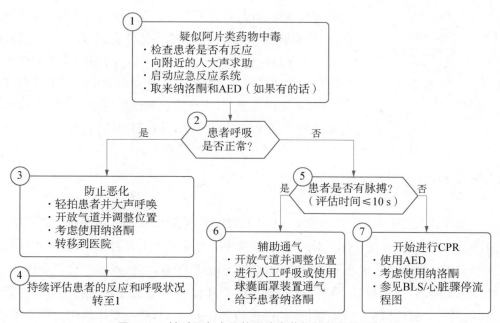

图 3-6　针对医务人员的阿片类药物相关急救流程

延误启动 EMS。

2. 已知或疑似阿片类药物过量导致的心脏骤停　没有明确脉搏存在的患者可能发生了心脏骤停,这类患者应作为心脏骤停患者处理。标准复苏程序应优先予以纳洛酮给药,重在高质量 CPR(按压和通气)。因为未行胸外按压前的外周给药是无效的。此时,药物无法通过循环到达有效部位,故应在开始 CPR 后再给予纳洛酮,并尽快联系 EMS。

## 第三节 │ 气道异物梗阻的识别和处理

### 一、识别气道异物梗阻

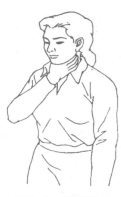

图 3 - 7　国际通用的气道梗阻求教信号：海姆立克征

异物可造成呼吸道部分或完全梗阻。气道完全梗阻是一种危重急症,如不及时解除梗阻,数分钟内窒息可导致死亡。识别气道异物梗阻(foreign body airway obstruction, FBAO)是抢救成功的关键。气道部分梗阻时,患者尚能有气体交换,如果气体交换良好,患者尚能用力咳嗽,但在咳嗽停止时,呼吸会出现喘鸣声。只要气体交换良好,就应鼓励患者继续咳嗽,并保持自主呼吸。周围人员应尽早启动 EMS,并鼓励患者努力自行排除异物,守护在患者身旁,并监护患者的情况,及时予以救助。

气道完全梗阻的患者,无法言语、无法呼吸或咳嗽,逐渐出现发绀,患者可能展现用拇指和其他手指抓住自己喉部的示意表现,此即海姆立克征(Heimlich sign)(图 3 - 7),为国际通用的气道梗阻求教信号,故必须能对此明确识别,并立即救治。气道完全梗阻时,由于气体不能进入肺内,患者的血氧饱和度很快下降。如果不能迅速解除梗阻,患者将丧失意识,甚至很快死亡。

### 二、解除 FBAO

1. 腹部冲击法(Heimlich maneuver,海姆立克手法)　腹部冲击法可使膈肌抬高,气道压力骤然升高,促使气体从肺内排出。这种压力足以产生人为咳嗽,把异物从气管内冲击出来。腹部冲击法用于立位或坐位有意识的患者时,施救者站在患者身后,双臂环绕着患者腰部,一手握拳,握拳的拇指侧紧贴患者腹部,位置处于脐上和胸骨下的腹中线上,用另一手握住攥拳的手,向上用力冲击腹部(图 3 - 8),并反复快速用力冲击多次,直到把异物从气道内排出来。如救治过程中患者出现意识丧失,施救者应将患者轻轻地仰卧在硬的平面上,面向患者头部、骑跨在患者身上进行腹部冲击,每次冲击要干脆、明确,争取尽快将异物排出,同时应立即启动 EMS。

2. 胸部冲击法　如果患者怀孕或肥胖,施救者可以实施胸部快速冲击法替代腹部冲击法。施救者站在患者身后,双臂环绕着患者胸部,一手握拳,握拳的拇指侧紧贴患者胸骨上,用另一手握住攥拳的手,用力快速冲击胸部。

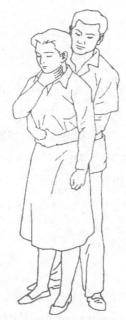

图 3 - 8 气道异物完全梗阻的急救——海姆立克手法

## 第四节 │ BLS 中的一些问题

### 一、合并症与注意事项

即使正确实施 CPR，也可能出现合并症，但不能因为害怕出现合并症，而不尽最大努力去进行 CPR。

1. 人工呼吸

(1) 合并症：过度通气和过快通气都易发生胃扩张，胃内容物反流引起误吸、窒息等。

(2) 注意点：①维持气道通畅、限制通气容量；②如果出现胃内容物反流，应将患者侧卧位，清除口内反流物后，再使患者平卧，继续行 CPR。

2. 胸外按压

(1) 合并症：肋骨骨折、气胸、血胸、肺挫伤及肝、脾撕裂伤。

(2) 注意点：①手的按压位置要正确，着力点应位于胸骨下段，而非肋骨；②按压幅度不能过深，用力要均匀有力，不能冲击式按压；③按压者肘部应伸直，垂直用力；④每次按压后，双手放松使胸骨充分回弹，但不要离开胸壁；⑤按压者除手掌贴在胸骨外，不能倚靠在胸壁上。

## 二、终止心肺复苏的指征

通常情况下,心脏骤停患者行 CPR 历时 20～30 min,而 ROSC 仍未成功,应考虑是否需要终止 CPR。但事实上,目前为止终止 CPR 的公认时间尚未达成共识。由于年龄、基础疾病、可逆因素、救治是否及时等诸多因素对结局影响很大,也有很多报道较长时间 CPR 成功后神经功能恢复良好的案例。因此,终止 CPR 的决策难以用一个统一的标准时间来衡量,应根据不同情况谨慎抉择。

(邵　勉　施东伟)

## 参考文献

1. 美国心脏协会. 高级心血管生命支持[M]. 杭州:浙江大学出版社,2016.
2. Panchal AR,Bartos JA,Cabanas JG, et al. Part 3:adult basic and advanced life support:2020 American Heart Association Guidelines for Cardiopulmonary Resuscitation and Emergency Cardiovascular Care [J]. Circulation,2020,142(16_suppl_2):s366 - s468.
3. Goharani R,Vahedian-Azimi A,Farzanegan B, et al. Real-time compression feedback for patients with in-hospital cardiac arrest:a multi-center randomized controlled clinical trial [J]. J Intensive Care,2019,7:5.
4. Cortez E,Krebs W,Davis J, et al. Use of double sequential external defibrillation for refractory ventricular fibrillation during out-of-hospital cardiac arrest [J]. Resuscitation,2016,108:82 - 86.
5. Emmerson AC,Whitbread M,Fothergill RT. Double sequential defibrillation therapy for out-of-hospital cardiac arrests: the London experience [J]. Resuscitation,2017,117:97 - 101.
6. Delorenzo A,Nehme Z,Yates J, et al. Double sequential external defibrillation for refractory ventricular fibrillation out-of-hospital cardiac arrest:a systematic review and meta-analysis [J]. Resuscitation,2019,135:124 - 129.
7. Deakin CD,Morley P,Soar J, et al. Double (dual) sequential defibrillation for refractory ventricular fibrillation cardiac arrest: A systematic review [J]. Resuscitation,2020,155:24 - 31.

# 第 四 章　急救复苏患者的气道管理

开放气道、实施人工通气在心肺复苏中有着举足轻重的地位。如何保持急救复苏患者呼吸道通畅和良好的气体交换一直都备受关注。为达到上述目的，常常需要在气道内根据具体情况置入不同类型的通气道，包括口咽通气道(oropharyngeal airway，OPA)、鼻咽通气道(nasopharyngeal airway，NPA)、喉罩(laryngeal mask airway，LMA)、食管-气管联合导管(esophageal-tracheal combitube，ETC)、气管内导管(endotracheal tube，ETT)或支气管内导管(bronchial tube)等，以期主动掌握气道并保持通畅，实施人工通气。在诸多保持气道通畅的方法中，又以气管插管最为常用。充分了解呼吸系统的有关应用解剖，对患者的气道进行评估，将有助于完成急救复苏中的气道管理。

## 一、呼吸道的解剖

呼吸系统由呼吸道(也称气道)和肺两部分组成，呼吸道又分为上呼吸道和下呼吸道。临床上，将口、鼻、咽、喉部称为上呼吸道；将气管、支气管及其肺内分支支气管称为下呼吸道。

鼻和口都是呼吸道的起始部分，对气管插管而言，鼻至气管分叉部的解剖具有特殊性。鼻孔至喉腔为上呼吸道，包括鼻腔(鼻孔至鼻中隔末端)、鼻咽腔(鼻中隔末端至软腭下缘)和咽腔(软腭至喉头)。咽腔是口、鼻呼吸的共同通道，以软腭与会厌上缘为界，区分为鼻咽腔、口咽腔和喉咽腔。咽腔的下方为喉腔，是会厌与环状软骨下缘之间的腔隙，是呼吸道中最狭窄的部位，而其中声门裂(简称声门)又是喉腔中最狭窄的部位(婴儿的环状软骨窄细，呈前高后低的倾斜位，是整个上呼吸道中最狭窄的部位)，是气管插管的必经之路。喉是由肌肉、韧带和软骨共同组成的复杂结构，在其构成的 9 块软骨中包括甲状软骨、环状软骨、会厌软骨和成对的杓状软骨、小角软骨及楔状软骨。环状软骨位于甲状软骨的下方，是呼吸系统唯一完整的软骨环(图 4 - 1)。环甲膜分布于甲状软骨前角后面连至环状软骨上缘和杓状软骨声带突之间，左右环甲膜大致形成上窄下宽的圆锥形，由于其位置表浅，易被扪及。环甲膜成人约为 0.9 cm×0.3 cm，在中线部位很薄，无大血管，在喉阻塞紧急情况急救时，经环甲膜穿刺气管，可建立临时的呼吸通道。

　　气管的上端从环状软骨的下缘(相当于第 6 颈椎平面)开始,至第 4 胸椎下缘(相当于胸骨角)水平分为左、右主支气管。成人气管长度 10～14 cm(平均 10.5 cm),内腔横径 1.6 cm。小儿气管短细,新生儿声门至气管隆突的长度仅 4 cm。自上门齿至气管隆突的距离,中等体型成人男性为 26～28 cm,女性为 24～26 cm,婴儿约为 10 cm。

　　气管下端自隆突部起,分为右主支气管和左主支气管。右主支气管短而粗,走向陡直,成人长 2～3 cm(平均 2.5 cm),与气管中轴延长线夹角为 25°～30°,故气管导管插入过深易入右主支气管。右肺上叶支气管开口距气管隆突很近,仅 1～1.5 cm,故气管导管插入稍深,就可能入右主支气管而将右肺上叶支气管开口阻塞,使右肺上叶萎陷。左主支气管较细长而走向稍斜,长度约为 5.0 cm,与气管中轴延长线的夹角为 40°～50°(图 4-2)。气管各部位长度和内径见表 4-1。

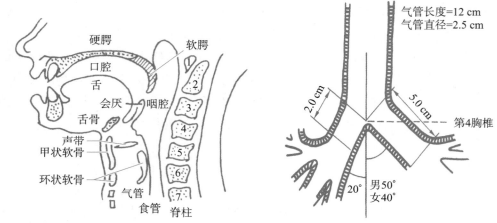

图 4-1　口腔、咽喉、气管、颈椎之间的关系(矢状面)　　　图 4-2　总支气管解剖示意图

表 4-1　气道各部位长度和内径

| 部位 | 成人 | 小儿(1 岁以上) |
| --- | --- | --- |
| 长度(cm) | | |
| 　门齿至会厌 | 11～12.5 | |
| 　后臼齿至会厌 | 5.5～7.2 | 4～5 |
| 　门齿至声门(口咽腔) | 13～15 | 8～10 |
| 　会厌自环状软骨下缘(喉腔) | 4～6 | 2～3 |
| 　环状软骨至气管隆突 | 10～12 | 4～6 |
| 　门齿至隆突 | 28～32 | 15～19 |
| 　鼻孔至隆突 | 28.4～33 | 17～21 |
| 　鼻孔至后鼻孔(鼻翼至耳垂) | 12～14 | |
| 　右总支气管 | 2 | 1～1.5 |
| 　左总支气管 | 5 | 2.5～3.0 |
| 内径(cm) | | |
| 　气管 | 1.6～2.0 | 0.6～1.0 |

呼吸道的感觉神经来源于脑神经的分支。舌咽神经(第Ⅸ对脑神经)支配舌后1/3和口咽(含咽弓、扁桃体和软腭的下表面)的大体感觉;喉上神经的内侧支为迷走神经(第Ⅹ对脑神经)的分支,支配会厌和声带黏膜;声带以下的气管部分则由迷走神经的另一分支喉返神经支配。运动神经中除环甲肌由喉上神经的外侧分支支配外,喉部所有肌肉均由喉返神经支配。

自口腔或鼻腔至气管之间存在3条解剖轴线,彼此相交成角,分别为口轴线(OA,自口腔或鼻腔至咽后壁的连线)、咽轴线(PA,从咽后壁至喉头的连线)和喉轴线(LA,从喉头至气管上段的连线)。气管插管时为显露声门,必须先使这3条轴线重叠成一线(图4-3)。

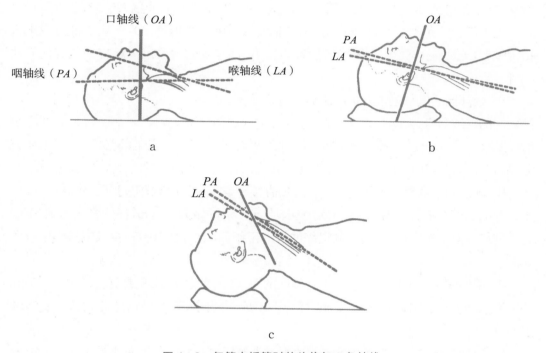

图4-3　气管内插管时的头位与3条轴线

注:a. 仰卧低下,口轴线(OA)、咽轴线(PA)及喉轴线(LA)的排列不够理想;b. 稍垫高头部,可使咽、喉两条轴线接近重叠;c. 再将头部后伸,经口轴线通过喉镜可看见声门。

## 二、气道评估

气道评估的目的是了解是否存在困难气道,并对采用何种气道保护方法作出选择。一般而言,气道评估主要从三个方面进行:病史,体格检查,实验室检查。

（一）病史

了解患者的既往麻醉病史,尤其是有无气道处理困难病史。有气道处理困难病史者及有可能累及气道疾病的患者应予以特别重视。对于有创伤史的患者,应了解有无颈椎损伤、颅底骨折或颅内损伤。了解患者外科手术、放射治疗或烧伤病史等。此类情况可导致组织瘢痕、挛缩及限制组织的活动。此外,类风湿关节炎或颈椎疾病可以明显降低颈部活动度。口底部、扁桃体或咽部感染可以引起疼痛、水肿和张口受限,甚至牙关紧闭。病态肥胖的患者可能有扁桃体和增殖体的肥大、短颈及睡眠呼吸暂停综合征等。了解此类病史,有助于对气道进行进一步评估。

(二)体格检查

体格检查的内容包括以下。

1. 张口度　正常最大张口时,上下门齿间距 3.5～5.6 cm,平均 4.5 cm(相当于 3 指宽)。Ⅰ度张口困难是上下门齿间距 2.5～3.0 cm(2 指宽),尚能置入喉镜;Ⅱ度张口困难为上下门齿间距 1.2～2.0 cm(1 指宽);Ⅲ度张口困难是指＜1.0 cm 者。Ⅱ度以上张口困难者,无法置入喉镜,明视经口插管均属不可能,多数需采用经鼻盲探或其他方法插管。

2. 颈部活动度　正常人颈部能随意前屈后仰左右旋转或侧弯。从上门齿到枕骨粗隆之间的连线与身体纵轴线相交的夹角,正常前屈为 165°,后仰＞90°。如果后仰不足 80°,提示颈部活动受限,插管可能困难。此类患者虽然可以有正常的张口度,但不能充分显露声门,多数可以采用盲探、纤维支气管镜插管或其他插管方法。

3. 牙齿和下颌骨　上切牙突出会增加直接喉镜操作的困难,阻碍从口到喉的视线;下颌骨的长度与插管难易相关,下颌角至颏尖正中线的距离＞9 cm,插管多无困难,下颌骨长往往伴有下颌间隙大,而下颌退缩的患者下颌间隙小,会限制直接喉镜操作中喉的显露。

4. 甲颏间距　是指从甲状切迹到颏凸的距离,正常为 6.5 cm 或更长;6.0～6.5 cm 的间距插管会有困难;间距＜6.0 cm 插管多不成功。间距＜3 横指宽度则认为有下颌退缩。

5. 口咽部结构　口咽腔内的新生物或炎性肿物、喉的病变(如声带息肉、喉外伤、喉水肿及会厌囊肿等)或先天畸形等均可能影响气管插管时的声门显露。

一般而言,提示可能存在困难气道的体征包括:①不能张口或张口受限;②颈椎活动受限;③颏退缩(小颏症);④舌体大(巨舌症);⑤门齿前凸;⑥短颈或颈部肌肉增多(肌肉颈);⑦病态肥胖,等等。此外,对于创伤患者应注意检查面、颈部或胸部的损伤,以评估其对呼吸道的影响。

临床上,通常可以通过显露口咽部结构的检查,提供一些预测价值的分级。如 Mallampati 分级,其评定方法是患者取直立坐位,头自然位,尽可能张大口,最大限度地伸舌进行检查,其具体分级见表 4-2。其中,Ⅰ、Ⅱ类患者一般不存在插管困难,Ⅲ、Ⅳ类患者需警惕发生插管困难(图 4-4)。

表 4 - 2　Mallampati 分级

| 分级 | 能见到咽部结构 | 实际能显露声门的程度 |
| --- | --- | --- |
| Ⅰ类 | 软腭、咽峡弓、腭垂、扁桃腺窝、咽后壁 | 声门可以完全显露 |
| Ⅱ类 | 软腭、咽峡弓、腭垂 | 仅能见到声门后联合 |
| Ⅲ类 | 软腭、腭垂根部 | 仅能见到会厌顶缘 |
| Ⅳ类 | 软腭 | 看不到喉头任何结构 |

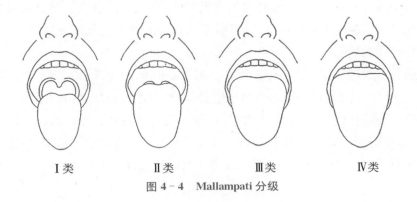

|Ⅰ类　　　　　Ⅱ类　　　　　Ⅲ类　　　　　Ⅳ类

图 4 - 4　Mallampati 分级

### (三) 实验室检查

对大多数患者而言,评估气道只需询问病史和体格检查即可,必要时也可以应用一些辅助检查来帮助进行进一步气道评估。如喉镜检查,通过直接、间接或纤维喉镜检查咽部、喉的入口及声带的功能;胸部或颈部的 X 线或 CT 检查等,可以进一步明确阻塞气道的肿块情况;肺功能的检查和血气分析等,有助于判定气道的阻塞程度和气道功能异常等。

## 三、气道保护和处理的方法

对于急救复苏的患者,气道保护至关重要。为施行呼吸管理,首先要保持呼吸道通畅。因此,熟悉保持呼吸道通畅的各种器械工具及其正确的操作技术非常重要。实施气道保护的方法包括非侵入性和侵入性两种。非侵入性方法是指使用面罩、口咽或鼻咽通气管、喉罩通气管等器械来保持上呼吸道的通畅;侵入性方法是指使用气管插管或气管切开术。在介绍常用的气道保护方法之前,首先介绍面罩通气的相关内容。

### (一) 面罩通气

大多数的急救复苏患者都需要立即开放气道,行气管内插管。在插管之前应通过面罩给氧去氮,进行辅助通气或控制呼吸。此时,应予以纯氧($FiO_2=100\%$)吸入。就普通面罩而言,通常氧流量可予以 6～10 L/min,其吸入氧浓度最高可达 60%;对于贮气囊面罩,在氧流量 6～10 L/min 情况下,其最高吸入氧浓度可达 90%～100%,每增加

1 L/min 氧流量可以提高吸入氧浓度10%。

面罩通气前首先应开放气道,保持气道的通畅。开放气道的手法主要有:①下颌挺伸。托起下颌,将手指放在下颌角下方,向前向上提下颌。②仰头提颏。颈部向后伸展,用手指托起下颏。必要时,还可借助口咽通气道或鼻咽通气道(详见以下介绍)来维持上呼吸道的通畅,以便更好地实施面罩通气。面罩通气不能防止胃内容物的反流误吸。

(二)口咽通气道与鼻咽通气道

在患者昏迷等紧急情况下,极易发生舌根后坠,这是引起急性上呼吸道阻塞最常见的原因。此时应及时用上述手法开放气道,插入口咽或鼻咽通气道,使舌根与咽后壁分开,恢复呼吸道的通畅。

口咽通气道的选择:成人一般选用80～100 mm(标号为3、4、5)管,小儿用50～70 mm(标号为0、1、2)管。置入方法:压迫舌体后,在通气道外口指向足的方向下置入口咽部;也可先将通气道外口指向头的方向(即弯面向上)插入口腔,然后一边旋转通气道180°,一边推进通气道直至咽腔(图4-5)。口咽通气道适用于非清醒、昏迷患者。其放置操作简便,很少引起损伤和出血,但应避免长时间放置。

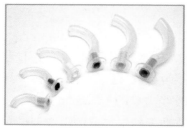
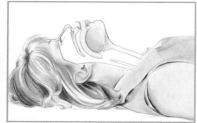

图4-5 口咽通气道

鼻咽通气道的选择:女性一般选用F28～30,男性选用F32～34,小儿应用更细的柔软导管。置入时应选择通畅的一侧鼻孔置入,通气管表面需涂利多卡因油膏润滑,插入前需在鼻腔内滴入血管收缩药如麻黄碱,以减少鼻腔出血;鼻咽通气道必须沿下鼻道腔插入,即通气道的插入方向必须保持与面部垂直,严禁指向鼻顶部(图4-6)。鼻咽通气道的耐受性较好,但易引起鼻出血和鼻咽部的损伤,对疑有颅底骨折的患者应禁用。

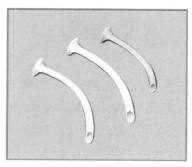
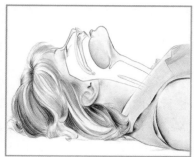

图4-6 鼻咽通气道

（三）喉罩

喉罩（图 4 - 7）起源于英国，在急救复苏中作为面罩通气的较好替代，可以达到比面罩更有效的通气效果；与气管插管相比，操作简便，不需特殊器械且不会对喉头和气管产生机械损伤，刺激小、对心血管的影响小。喉罩第一次插入成功率可达 80%，在需紧急通气和处理困难气道时，

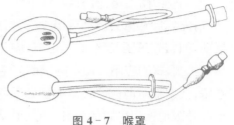

图 4 - 7　喉罩

可为抢救赢得时间。据统计，在使用喉罩的同时施行 CPR，86% 的患者可获得满意的通气效果。因此，喉罩是急救复苏时非常有用的、实施气道保护的工具。

目前，喉罩有 5 种类型：普通喉罩、可弯曲喉罩（flexible LMA）、双管喉罩（proseal LMA）、插管喉罩（intubating LMA）和一次性喉罩（disposable LMA）。普通喉罩最先面市，可用于普通手术患者的麻醉；可弯曲喉罩用于耳鼻喉科、头颈外科和口腔科手术；一次性喉罩用于急救复苏和传染病患者；双管喉罩增加了一根可放置胃肠减压管的引流管，可用于正压通气和气道保护；插管喉罩主要用于困难插管的患者气管插管使用。

通常，普通喉罩设有 1、2、2.5、3、4、5 号 6 种型号（表 4 - 3）。非一次性使用的喉罩由硅胶制成，可采用高压蒸汽消毒，反复应用。

表 4 - 3　普通喉罩的型号

| 喉罩大小 | 患者 | 体重(kg) | 气囊容量(ml) |
| --- | --- | --- | --- |
| 1 | 婴儿 | <6.5 | 2～4 |
| 2 | 小儿 | 6.5～20 | <10 |
| 2.5 | 小儿 | 21～30 | <15 |
| 3 | 瘦小成人 | >30 | <20 |
| 4 | 普通成人 | ≤70 | <30 |
| 5 | 体型较大成人 | >70 | <30 |

1. 喉罩置入法

1）盲探法：较常用。包括两种方法：①常规法（图 4 - 8）。头轻度后仰，操作者左手牵引下颌以展宽口腔间隙，右手持喉罩，罩口朝向下颌，沿舌正中线贴咽后壁向下置入，直至不能再推进为止。②逆转法：置入方法与常规方法基本相同，只是先将喉罩口朝向硬腭置入口腔至咽喉底部后，轻巧旋转 180°（喉罩口对向喉头）后，再继续往下推置喉罩，直至不能再推进为止。

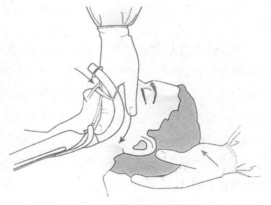

图 4 - 8　喉罩置入示意图

2) 喉镜插入法:借助喉镜,在可视条件下放置喉罩。喉罩置入后,手放开喉罩,气囊注气,充气后喉罩会自动退出少许,自主呼吸时,贮气囊有正常的膨缩,胸腹无反常呼吸运动,如实施正压通气,气道通畅,胸部可以听到清晰呼吸音,无漏气感。

2. 喉罩的应用　使用喉罩前应常规检查罩周套囊是否漏气,注意选择适当大小的喉罩;使用喉罩时应严格掌握禁忌证,对饱食、腹内压过高、有呕吐反流误吸风险的、存在潜在呼吸道梗阻风险的患者,如气道受压、气管软化、咽喉部肿块或血肿的,应禁忌使用;在实施正压通气时,通气压力应在 2.0 kPa(20 cmH$_2$O)以下,否则易发生漏气或气体大量入胃,造成反流误吸可能;置入喉罩后,不能做托下颌动作,否则易导致喉痉挛或喉罩移位;喉罩使用中应密切监测有无呼吸道梗阻,呼吸道分泌物多的患者,不易经喉罩清理分泌物。

目前,喉罩通气技术不断得到拓展,它提供了替代面罩和气管导管的通气方式。尽管它并不能替代气管导管,但喉罩简单的操作方法和较高的成功率已使其在困难气道的患者中成为非常有用的急救措施。

(四) 食管-气管联合导管

食管-气管联合导管(图 4-9)是美国 FDA 在 1988 年批准使用的急症气道处理用具,适用于需要快速建立气道,尤其是在喉镜暴露不佳、发生困难气道的情况下应用。

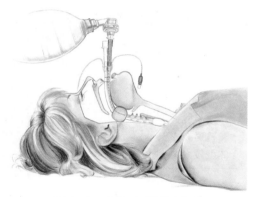

**图 4-9　食管-气管联合导管**

联合导管是双腔软塑料导管,相当于两个气管导管合并在一起。在双腔导管的表面有两个气囊,小的远端气囊与常规气管导管的类似,近端大的气囊设计是用来封闭咽部的(舌根和软腭之间)。导管一腔的远端是开放的,和常规气管导管一样,可称之为气管腔;另一腔是闭合的圆钝末端,在其中段(两气囊之间)有多个通气的侧孔。大多数情况下插入后的位置正好对着喉的入口,可称之为食管腔。导管的近端两腔分开,可分别与通气管道的接头相连。该导管只有 41F(13.5 mm 外径)和 37F(12 mm 外径)2 种尺寸,故不适用于儿童,对于有食管上段疾病、上呼吸道肿瘤尤其是阻塞性肿瘤,或下咽部、喉部及气管狭窄的患者应当避免使用或慎用。

由于该导管的独特设计,在紧急情况下徒手经口盲插,无论进入气管还是食管,通过肺部和胃的听诊或通过监测呼气末 $CO_2$,可以鉴别正确的通气管道。通常情况下,气管腔是插入食管的。此时吸入气可通过食管腔的侧孔进入喉部;如果气管腔直接插入气管,吸入气可经气管腔直接进入气道。

(五) 气管插管

气管插管可以有效保持呼吸道通畅,清除气管、支气管内的分泌物,防止误吸,在危重患者呼吸循环的抢救复苏中发挥着重要的作用,是急救复苏中实施气道保护不可缺少的重要组成部分,也是心肺复苏时气道管理的最佳方式。

气管插管的方法有多种,根据插管的途径可分为经口插管、经鼻插管;根据是否显露声门进行分类则可分为明视插管和盲探插管。临床上,常规的插管方法是明视经口插管法。进行气管插管时最常使用的是直接喉镜(direct laryngoscopy,DL)进行插管,随着视频喉镜(video laryngoscope,VL)、光学管芯(optical stylet,OS)、各种特殊喉镜及纤维支气管镜等仪器设备的应用,对于困难气道的处理方法也越来越多。

1. 明视经口气管内插管　是临床最常用的插管方法(图 4 - 10)。

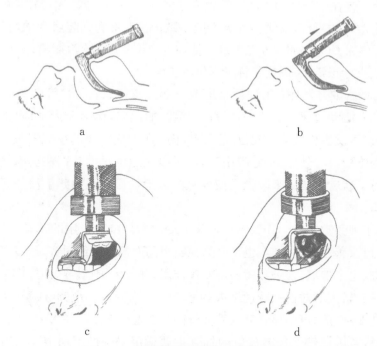

图 4 - 10　直接喉镜(弯喉镜)操作示意图

注:a.示喉镜顶端位置;b.示上提喉镜窥见声门;c.示窥见会厌顶端的边缘;d.示上提喉镜窥见声门全貌。

(1) 导管的选择:经口气管导管,成年男性一般选择内径为 7.5～8.5 mm 的导管,成年女性选用内径为 6.5～7.5 mm 的导管;经鼻气管导管的内径则需分别减少 0.5～1 mm。

（2）导管插入的长度：自牙槽嵴算起，女性的导管插入长度为 20～22 cm，男性的导管插入长度为 22～24 cm；如系经鼻腔插管，须分别增加 2～3 cm。对小儿（1 岁以上），可利用公式推算出所需气管导管的口径和长度：导管内径（mm $ID$）＝4.0＋年龄/4，导管长度（cm）＝12＋年龄/2。

（3）插管前的麻醉：存在自主呼吸的急救患者，应用静脉快速诱导法，过程中应注意维持循环稳定；评估有困难气道的患者，应予以局部麻醉（表面麻醉或局部浸润）。

（4）直接喉镜插管操作方法：①插管前安置一定的头位，具体有经典式喉镜头位和修正式喉镜头位，无论何种头位，在插管时应使上呼吸道的 3 轴线（口轴线 $OA$、咽轴线 $PA$ 及喉轴线 $LA$）重叠成一条轴线；②使用喉镜前应常规应用面罩施行纯氧吸入去氮操作，以提高体内氧的储备量和肺内氧浓度；③使用弯喉镜显露声门，应依次看到以下 3 个解剖标志：腭垂、会厌的边缘和双侧杓状软骨突的间隙；看到第 3 标志后，上提喉镜，即可看到声门裂隙；④将导管斜口端对准声门裂，在直视下缓缓推入导管，成人一般以见不到套囊后再推进 1～2 cm 即可，小儿插入长度以 2～3 cm 为准；⑤导管插入后，可塞入牙垫，然后推出喉镜，套充气囊，证实导管确在气管内后，将导管妥善固定。

（5）确诊导管在气管内的方法：①喉镜直视下的声门显露，气管导管的插入；②肺部呼吸音和上腹部的听诊，双侧肺呼吸音应一致；③观察胸廓起伏活动，双侧应均匀一致；④观察呼气末 $CO_2$ 波形；⑤贮气囊的顺应性；⑥导管内水汽凝结；⑦食管检测设备的测定。上述指标正常，可确定气管导管位置正确。

（6）气管插管的并发症：①误插食道或一侧主支气管；②气管插管时的心血管反应，如血压升高、心动过速或心律失常等；③组织的损伤，包括牙齿、口唇、舌、咽喉部及气管的损伤，也可发生杓状软骨脱位或声带损伤；④胃内容物的反流误吸。急救复苏患者通常应作为饱胃患者处理，备好吸引装置，予以快速诱导插管。在实施气管插管时已不主张常规行环状软骨压迫来减轻反流误吸的风险。目前认为此手法并不能降低反流误吸的发生率。

目前，由于视频喉镜（如 Glide Scope Ranger，图 4-11）应用的普及，其与传统的直接喉镜相比，可改善声门的显露，也不必为显露声门而需 3 轴线对齐，患者只需取中立位即颈部未屈曲、也未伸展，视频喉镜即可发挥作用，并且传统直接喉镜操作中的障碍如张口度有限或舌头较大等对视频喉镜造成的影响也大大降低。视频喉镜一次插管成功率是直接喉镜的 2～3 倍，可明显降低气管插管困难的发生率。

2. 经鼻气管内插管　经鼻气管内插管主要适用于颈椎不稳定、下颌骨折、颈部异常、颞颌关节病变或需要放置导管时间长的患者。本方法操作较费事，比经口插管创伤大，易引起鼻出血。对于颅底骨折、鼻骨骨折、出凝血功能异常、有菌血症倾向（如心脏瓣膜置换）的患者应禁用。操作方法：本法可盲探插管，也可在喉镜或纤维支气管镜明视下插管。明视下经鼻插管基本上与明视经口插管法相同，需注意以下几点：①插管前应将导管前端涂以液状石蜡润滑，用表面麻醉药（如 1% 的丁卡因）喷雾鼻腔；②导管沿下鼻道推进时,必须将导管垂直于面部插入鼻孔,沿鼻底部出鼻后孔至咽腔;③鼻翼至耳垂的距离相当于鼻孔至咽后壁的距离,导管推至上述距离后可用喉镜显露声门,需要时可借助插管钳将导管送入声门。女性常用 6.0～6.5 mm 的导管,男性常用 6.5～7.0 mm的导管。其并发症与经口插管相似,还可能发生鼻出血、黏膜下剥离及上颌窦等的感染或菌血症等。

3. 纤维内镜引导下气管内插管法 本方法始于 1967 年,尤其适用于困难气道的患者(图 4 - 12)。此外,对于颈椎不稳定或颞下颌关节运动受限或合并先天性或继发性上呼吸道异常的患者,以及用硬质喉镜直接插管不理想的患者也应选用此方法。操作方法如下:①施行口鼻咽喉气管黏膜表面麻醉,取自然头位;②拟经鼻插管者,先将气管导管经鼻插入口咽腔,然后将纤维内镜插入;③拟经口插管者,应将气管导管套在纤维内镜上,将纤维内镜从舌面正中导入咽部;④窥见声门后将纤维内镜插入气管中段,再引导气管导管进入气管,退出纤维内镜。

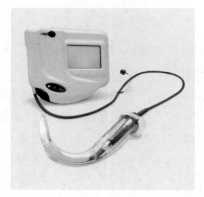

图 4 - 11　GlideScope Ranger 视频喉镜

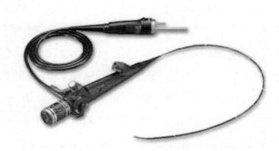

图 4 - 12　纤维支气管镜

4. 管芯类引导下的气管插管 管芯是一种置于气管导管内辅助气管插管的工具。包括:①气管内导管引导器(endotracheal tube introducer,ETI)。在困难气道的管理中,ETI 是一种有效、便宜且易于使用的辅助工具,如 SunMed/Flex 导引器(实心聚乙烯,一次性使用,图 4 - 13)、Frova 一次性使用的空心塑料导引器等。在会厌可见,但声带不可见时,气管插管中可以使用 ETI,ETI 可以与传统直接喉镜或视频喉镜一起使用。有喉部或气管损伤时,如使用 ETI,应小心谨慎。在这种情况下,ETI 可能会加重损伤,或被推入气道外的毗邻结构。此外,在会厌不可见的情况下,ETI 不太可能发挥作用。②光学管芯(optical style,OS)。是在金属管芯远端安装了纤维光学或视频显像元件,如 Shikani 光学管芯(图 4 - 14)、Clarus 视频系统(图 4 - 15)。采用传统直接喉镜时,插管者的视野在口外,而 OS 的视频元件使插管者能够观察声门以上邻近区域。OS 对某些困难气道患者可能有用,能提供更好的声带视野,确保气管导管在直视下进入气管。当然,有效使用 OS 需要进行操作技能训练。

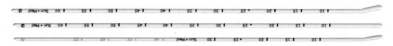

图 4-13　SunMed/Flex 导引器

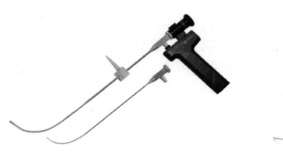

图 4-14　Shikani 光学管芯

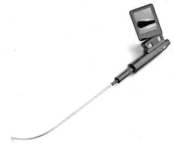

图 4-15　Clarus 视频系统

　　在声门显露不良的情况下,管芯的应用能使气管插管更容易,若配上先进的光学设备,则声门视野好于直接喉镜,可用于某些困难气道的处理。

　　5. 逆行导管引导插管法　当经喉气管内插管失败,而声门未完全阻塞时,有指征施行逆行插管术。由于该方法操作费时、创伤较大,多作为其他插管方法失败后的选择。操作方法:首先用粗针穿刺环甲膜(为减少损伤,也可经环气管膜穿刺,即环状软骨与第2 气管环之间的间隙),继以经穿刺针向喉的方向置入细的引导管(可使用硬膜外导管),引导管经声门引出至口腔(或鼻腔),套入或连接气管导管,沿引导管将气管导管插过声门进入气管(图 4-16)。本法可能引起出血、血肿、声音嘶哑、皮下气肿、纵隔血气肿及神经损伤等并发症。

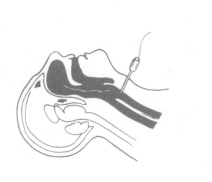
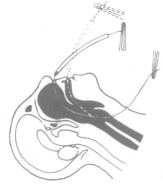

图 4-16　逆行引导插管示意图

（六）气管切开术

当经口或经鼻气管内插管存在禁忌证或插管失败，需建立紧急气道解除上呼吸道梗阻以控制呼吸道时，选用气管切开术。紧急情况下气管切开术要求喉损伤的程度最低。

1. 常规气管切开术 是指切开颈段气管前壁，置入气管切开导管以使患者可以通过新建通道进行呼吸的一种手术，是建立人工气道常用的一种方法。常规气管切开术大多由专科医师完成。目前，随着经皮微创气管切开技术的进步，急救复苏中越来越多地采用微创技术进行气管切开，以最大限度减少手术的创伤。

2. 经皮微创气管切开术 自1985年Ciaglia建立了导丝扩张器经皮气管切开术以来，随着技术的不断进步，其操作也越来越简便，急救医师也容易掌握，加之其创伤小、出血少等特点使其应用越来越广泛，在急救复苏的困难气道管理中也发挥着重要的作用。经皮微创气管切开术临床上有专用的气管切开包（如PORTEX经皮气管切开包，图4-17），其穿刺切开定位一般为第1、2或第2、3气管软骨环之间，其操作方法为：①体位。正中仰卧位，肩部垫高使头后仰成过伸位，充分显露颈部（图4-18）。②确认解剖标志。大多选用第2、3气管软骨环之间为穿刺点。③在穿刺点处予以局麻并切一个1 cm左右的横切口。④予以带外套管的穿刺针抽少量0.9% NS，穿刺入气道，回抽有气泡，确认入气道后置入外套管，回抽有气泡，再次确认穿刺入气道。⑤沿外套管针置入导丝，拔出外套管。⑥沿导丝放入扩张器，扩张皮下组织。⑦沿导丝置入扩张钳，予2～3次依次扩张皮下组织和气管前壁。⑧沿导丝置入气管切开导管，之后拔出导丝和气管切开导管的内套管。⑨确认气管切开导管位置后，确保气囊充气并妥善固定，清理气道分泌物（图4-19）。

总之，如何更好地使用各种插管器械和技术，不仅取决于患者本身的情况，也有赖于实施者的熟练程度和技能水平。在急救复苏患者的气道保护中，经口气管插管施行呼吸管理仍然是最为常用和有效的气道保护技术。

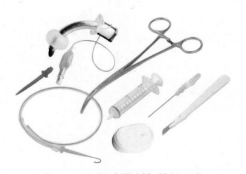
图4-17 经皮微创气管切开包

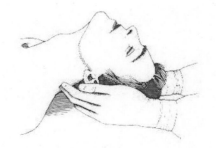
图4-18 经皮微创气管切开术的体位

随着气管插管工具如视频喉镜、气管内导管引导器、光学管芯、纤维支气管镜以及各种声门上通气装置如食管气管联合导管、喉管、咽气道装置、声门口封闭气道等器械的引

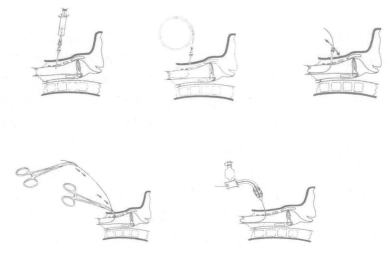

**图 4 - 19　经皮微创气管切开术**

入,气道管理尤其是在紧急情况下困难气道的管理方法也将更为多样。

（王　婷）

## 参考文献

1. Panchal AR，Bartos JA，Cabañas JG，et al. Part 3：adult basic and advanced life support：2020 American Heart Association Guidelines for cardiopulmonary resuscitation and emergency cardiovascular care ［J］. Circulation，2020，142（16_Suppl_2）:s366 - s468.
2. Higgs A，McGrath BA，Goddard C，et al. Guidelines for the management of tracheal intubation in critically ill adults ［J］. Bri J Anaesth，2018，120（2）:323 - 352.

## 第 五 章　心脏骤停后综合征

现代心肺复苏学自 20 世纪 50 年代末开创以来,历经半个世纪的理论探讨与医学实践,取得了令人鼓舞的成就。心脏骤停患者经 CPR 后,有 30%～40%可以自主循环恢复(ROSC)。然而,由于心脏骤停而导致全身长时间的完全性缺血,机体在 ROSC 后又进入更为复杂的新的病理生理过程,主要包括心脏骤停后的脑损害、心脏骤停后的心肌损害、全身缺血/再灌注损伤、导致或促发心脏骤停/尚未消除的各种原有病症(或病因)等。早在 1970 年初,Vladimir Negovsky 教授就认识到复苏后 ROSC 由于全身缺血和再灌注损伤而产生的各种病理生理状态,称为复苏后病(post-resuscitation disease)。但考虑到上述 ROSC 后的各种病理生理状态表现出多种不同的综合征,此后的学者将其称为"复苏后综合征"(post-resuscitation syndrome, PRS)和"复苏后多脏器功能不全综合征"(post-resuscitation multiple organ dysfunction syndrome, PRMODS)。2008 年,里斯本共识将该状态称为"心脏骤停后综合征"(post-cardiac arrest syndrome, PCAS)。PCAS 病理生理异常的严重程度和临床表现并不一致,取决于心脏停搏的时间、CPR 的时间以及基础病症等。其最主要的发病机制是缺血再灌注损伤和全身炎症反应综合征(systemic inflammatory response syndrome, SIRS)。

## 一、相关定义

心搏骤停是指心脏泵血功能机械活动的突然停止,造成全身血液循环中断、呼吸停止和意识丧失。引发心搏骤停常见的心律失常类型包括心室纤颤(VF)、无脉性室性心动过速(pulseless VT)、心室停顿及无脉性电活动(PEA),后者也称为电-机械分离。心搏骤停本质上是一种临床综合征,是多种疾病或疾病状态的终末表现,也可以是某些疾病的首发症状,常常是心源性猝死的直接首要因素。除了心脏本身的原因,心搏骤停的常见病因还包括缺氧、高/低血钾、高/低体温、低血容量、创伤、张力性气胸、心包填塞、血栓及中毒等。PCAS 是指心搏骤停复苏成功后出现的严重的全身系统性缺血后多器官功能障碍或衰竭,又称为 PRMODS。这是复苏患者 ROSC 后的主要死亡原因。

## 二、病理生理

1. 脑损伤　脑损伤是患者死亡与神经致残的常见原因。脑组织对缺氧耐受性差，临床上脑血流突然停止 15 s 即可昏迷；1 min 脑干功能停止（终末期呼吸、瞳孔固定）；2～4 min 无氧代谢停止，不再有 ATP 产生；4～6 min ATP 消耗殆尽，所有需能反应（钠泵、新陈代谢、生命活动）停止，损伤不可逆。持续较长时间的心脏骤停在 ROSC 后即使提供较高的灌注压，一方面，脑部灌注压的升高与脑血管自身调节的障碍通常会引起脑部再灌注性充血，由此导致脑水肿与再灌注损伤；另一方面，仍可见脑部微循环障碍，导致脑组织持续性缺血、灶性梗死。心脏骤停后的脑损害表现为持续性脑水肿，昏迷、抽搐、肌阵挛、认知障碍、脑卒中、植物状态及脑死亡等。其发生机制非常复杂，包括神经元兴奋毒性、钙离子失衡、自由基形成、病理性蛋白酶级联反应及细胞死亡信号转导通路激活等。

2. 心肌损伤　PCAS 患者发生心肌功能不全非常普遍。心脏骤停者在 ROSC 后血液动力学处于不稳定状态，表现为心输出量降低、低血压、心律失常。其发生机制包括心肌功能不全、血管内容量减少与血管自身调节失常。应当认识到，心脏骤停者在 ROSC 后出现的心肌功能障碍，主要源自弥漫性心肌运动减弱（心肌顿抑），是可逆的、可治的。

3. 缺血再灌注损伤　全身性缺血/再灌注损伤。心肺复苏或胸部按压只能部分解决氧与营养物质的输送与排出问题，即使在 ROSC 后，由于心肌功能不全、血液动力学不稳定与微循环障碍等，组织氧供不足也是持续存在的。而再灌注、重氧合必然导致再灌注损伤。系统性缺血与再灌注引起广泛的免疫系统与凝血系统活化，进而产生SIRS、高凝状态、肾上腺功能受抑制、组织氧供/氧需受损、感染易感性增加、酸碱失衡与水、电解质紊乱、应激性溃疡和肠出血、高血糖、多器官功能衰竭等，与严重脓毒症有相似之处。

4. 持续致病性的诱因　致心脏停搏疾病本身具有的病理特征使得 PCAS 的病理变化更为复杂。能引起心脏停搏的常见疾病有 ACS、肺部疾病、创伤及脓毒症等。研究表明，急性心肌梗死占院外心脏停搏原因的 50%；肺栓塞约占猝死患者的 10%；原发性肺疾患，如慢性阻塞性肺疾病、支气管哮喘、肺炎等所致的心脏停搏，当自主循环恢复后，肺部状况更差。窒息性心脏停搏则脑水肿更明显。若心脏停搏发生于脓毒症患者，其PCAS病理则更为严重。多器官功能障碍综合征（MODS）是 ICU 院内复苏死亡的常见原因，大多与感染有关。

## 三、诊断

机体在心搏骤停、复苏成功 24 h 后，同时或连续出现 2 个或 2 个以上的脏器功能不全,可以诊断为 PCAS 或 PRMODS。

## 四、治疗原则

PCAS 患者救治需要在 ICU 进行,由多学科人员共同参与。针对 PCAS 患者,制订全面、统一、多学科协作、流程化的救治方案,对于提高患者生存率和改善其神经功能预后至关重要。强调机体各重要脏器的整体性、综合性治疗,维持内环境稳定。

(一)积极寻找心搏骤停原因,加强对原发病的治疗

复苏成功后,应尽快完善患者的临床资料,进行必要的实验室检查和辅助检查,有条件的还应尽快完成相关影像学检查和评价,尽快明确患者的诊断,应特别注意鉴别是否存在诱发心搏骤停的"5H5T"可逆病因,并对心搏骤停的病因和诱因进行积极的治疗和处理。

1. 急性冠脉综合征　急性冠脉综合征(ACS)是成人心搏骤停,尤其是院外心脏骤停(OHCA)的常见病因之一。心搏骤停患者 ROSC 后应尽快完成 12 或 18 导联心电图检查,以帮助判断是否存在 ST 段抬高。研究表明,对怀疑有心源性病因或心电图有 ST 段抬高的 OHCA 患者,无论昏迷还是清醒都应尽快行急诊冠脉造影。对怀疑有心源性病因的 OHCA 且昏迷的特定成人患者(如心电或血流动力学不稳定),即使心电图未见 ST 段抬高,做急诊冠状动脉造影仍是合理的。早期的急诊冠脉造影和开通血管治疗可以显著降低心源性心搏骤停患者的病死率及改善神经功能预后。

2. 缺氧　单纯因为低氧血症导致的心搏骤停不常见,但临床上最常见的因缺氧导致心搏骤停的原因是窒息。窒息性心搏骤停可由多种原因(气道梗阻、贫血、哮喘、淹溺、肺炎、张力性气胸及创伤等)导致,且发现时初始心律多为不可除颤心律(心搏停止或 PEA),此类患者复苏后神经功能损害较重,预后较差。

3. 高/低血钾及其他电解质异常　电解质异常可诱发恶性心律失常,引起心搏骤停。致命性心律失常多与血钾有关,尤其是高血钾。所以,对肾功能衰竭、心力衰竭、严重烧伤和糖尿病患者应警惕电解质紊乱。高血钾是诱发心搏骤停的最常见病因,可通过心电图检查早期发现,以血中钾离子浓度高于 5.5 mmol/L 为确诊依据。高血钾的处理包括心肌保护,转移钾离子进入胞内,排钾,监测血钾、血糖及预防复发。低血钾也是临床常见的恶性心律失常和心搏骤停的诱因,可通过心电图早期识别。低血钾处理的关键是快速补钾,同时也应补镁。

4. 高/低体温　①低体温:意外低温(核心体温<35℃)也会导致心搏骤停。低温条件下的心脏对电治疗(起搏和除颤)及药物不敏感。因此,当核心体温<30℃时不考虑上述治疗。复温超过 30℃但仍未正常(<35℃)时,用药间隔时间应该翻倍。复温是对该类患者抢救的重要措施。复温可采用皮肤保暖的被动复温方式,也可采用温盐水输注、体外循环装置等主动复温方式。②高体温:高体温多继发于外界环境及内源性产热过

多。高体温患者出现心搏骤停常预后不良,神经功能损害较重

5. 低血容量　低血容量是心搏骤停的可逆病因,多由于血管内血容量减少(如出血)或严重血管扩张(如脓毒症和过敏反应)导致。过敏原激发的血管扩张及毛细血管通透性增加是严重过敏反应引起心搏骤停的主要原因。外出血通常显而易见,如外伤、呕血、咯血等,有时出血较隐匿;又如消化道出血或主动脉夹层破裂。大手术患者可能因为术后出血而存在低血容量的风险,易出现围手术期心搏骤停。无论是什么原因引起的低血容量,复苏时首要的是尽快恢复有效循环容量(大量常温血制品或晶体液快速输注),同时立即针对病因治疗及控制出血。

6. 张力性气胸　张力性气胸的病因包括创伤、哮喘或其他呼吸道疾病,有创性操作不当,或者持续正压通气等。紧急处理常使用针刺减压法,随后尽快行胸腔闭式引流。

7. 心包填塞　心包填塞多见于穿通伤和心脏外科患者,针对不同的病情采用复苏性开胸术或心包穿刺术(超声引导下)处理。

8. 肺栓塞　肺栓塞起病隐匿,可表现为突发的气促、胸痛、咳嗽、咯血或心搏骤停等;多有深静脉血栓、近4周手术或制动史、肿瘤、口服避孕药或长途飞行的病史;可有特征性的心电图表现等。肺栓塞引起心搏骤停的总体生存率不高,CPR的同时可考虑行静脉溶栓治疗。溶栓治疗可能有效,但不能延误。一旦开始溶栓治疗,CPR的时间应该维持至少60~90 min。

9. 中毒　总体而言,因中毒导致的心搏骤停发生率不高。中毒的主要原因有药物、家用或生产用品中毒,也少见于工业事故、战争和恐怖袭击。近年来,还应警惕毒品中毒的可能,怀疑阿片类中毒的患者应及时给予纳洛酮(肌内注射0.4 mg,或鼻内使用2 mg,可在4 min后重复给药)。

(二)加强对重要器官系统的监测和处理

1. 循环系统　患者ROSC后应该严密监测其生命体征和心电图等,优化患者的器官和组织灌注,尤其是维持血流动力学稳定。主要处理措施包括:①连续监护患者的血压,建议维持复苏后收缩压不低于90 mmHg,平均动脉压(mean arterial pressure,MAP)不低于65 mmHg;②对于血压值低于上述目标值、存在休克表现的患者,应该积极通过静脉或骨通路给予容量复苏,同时注意患者心功能情况,确定补液量,也应及时纠正酸中毒。在容量复苏效果不佳时,应该考虑选择适当的血管活性药物,维持目标血压。当上述方法无法纠正心功能不全时,需要考虑主动脉球囊反搏;③连续监测患者心率及心律,积极处理影响血流动力学稳定的心律失常。

2. 气道管理和呼吸系统　在心搏骤停中,肺不是缺血再灌注损伤的主要靶器官,但在CPR时,肺易受到累及。比如建立人工气道,胸外按压时损伤肋骨及胸腔脏器,吸入胃内容物导致继发性肺炎等。尚无研究证实PCAS患者必须建立人工气道和机械通气。尽管脑血管自动调节功能受到破坏,但动脉血二氧化碳分压($PaCO_2$)反应仍然存在,过度通气会加重脑缺血,通气不足会加重脑血管扩张,保持正常的$PaCO_2$是有效的治疗手

段。研究显示,早期保持正常 $PaCO_2$ 与良好预后有关,但对于机械通气的 PCAS 患者,最初设定的每分钟通气量与随后的 $PaCO_2$ 呈弱相关。近期研究显示,滴定式、低浓度、高浓度氧疗对心脏骤停患者的结局影响差异无统计学意义。但 2020 年指南仍建议,一旦能获得可靠的 $SpO_2$,可根据 $SpO_2$ 给予 PCAS 患者滴定式氧疗,使 $SpO_2$ 保持在 92%～98%。如患者存在外周循环不佳导致的 $SpO_2$ 测量误差,应参考血气分析的结果调节吸氧浓度。

3. 肾脏系统 由于血流动力学不稳定、休克、肾血管痉挛是导致急性肾功能衰竭的主要原因,应注意保护肾功能,积极有效地复苏和增加肾脏血液灌注。建议留置导尿管以计算每小时尿量和精确计算出量;适当限制液体输入量,防止水和代谢废物潴留并纠正电解质紊乱;小剂量多巴胺并不会增加内脏血流或给予肾脏特别的保护,对于急性肾功能衰竭少尿期患者已不再推荐使用;慎用肾毒性药物和经肾脏排泄的药物,及时监测肾脏功能并调节用药剂量;进行性加重的肾功能衰竭以逐渐增高的血清尿素氮和肌酐水平为标志,常伴有高血钾,这些患者需进行血液净化治疗。

4. 中枢神经系统 复苏后神经功能损伤是心搏骤停致死、致残的主要原因,应重视对复苏后心搏骤停患者神经功能的连续监测和评价,积极保护神经功能。目前推荐使用的评估方法有①临床症状体征:双侧瞳孔对光反射、定量瞳孔测量、角膜反射、癫痫持续状态、肌阵挛、运动反应等;②神经电生理检查:脑电图(癫痫持续状态、暴发抑制等)、双侧躯体感觉诱发电位等;③影像学检查:CT[脑灰质/白质比值(gray-white matter ratio,GWR)]、MRI[大脑弥散加权成像(diffusion weighted imaging,DWI)、表观扩散系数(apparent diffusion coefficient,ADC)]等;④血清标志物:神经元特异性烯醇化酶(neuron-specific enolase,NSE)、S100 钙结合蛋白 B(S100 calcium binding protein B,S100B)等。有条件的单位可以对复苏后心搏骤停患者进行脑电图等的连续监测,定期评估神经功能,也可以结合工作条件和患者病情,在保证安全的前提下进行神经功能辅助评估。对于实施目标温度管理(targeted temperature management,TTM)的患者神经功能预后评估,应在体温恢复正常 72 h 后才能进行。对于未接受 TTM 治疗的患者,应在心搏骤停后 72 h 开始评估。考虑镇静剂、肌松剂等药物因素可能干扰评估,还可以推迟评估时间。因此,在评价患者最终的神经功能预后时,应特别慎重和周全。另外,要严格控制癫痫,选择性地使用脑保护性药物。

(1) 严格控制癫痫:研究显示,约 36% 的 PCAS 患者处于癫痫持续状态,治疗药物通常为苯二氮䓬类、苯妥英钠、丙戊酸钠及巴比妥盐等。氯硝西泮有助于控制肌阵挛,没有证据显示预防性癫痫治疗能够改善预后。最近的研究显示,早期应用肌松药(疗程为 24 h)能够提高乳酸清除率及患者存活率。

(2) 脑保护性药物:镁、辅酶 Q10、哌醋甲酯和金刚烷胺等多种药物具有减轻患者神经功能损害或促醒作用。但上述药物能否减轻心脏骤停患者的神经功能损害,有待进一步研究。

5. 消化系统　复苏后,由于组织血液灌注不良,缺血、缺氧、营养不良和其他应激因素均会使胃肠道成为受损的靶器官,使胃肠黏膜屏障功能衰竭,肠道细菌内毒素移位,继而导致肠源性感染,表现为腹部胀气、肠鸣音消失、麻痹性肠梗阻、应激性溃疡。以下措施有利于消化和肠道系统的恢复:①应用血管活性药物改善全身血液循环的同时,也可以改善胃肠道血液灌注;②应用氧自由基清除剂减轻胃肠道缺血-再灌注损伤;③使用肠道营养激素、生长因子,补充谷氨酰胺等进行早期肠内营养,保护胃肠黏膜,促进胃黏膜细胞再生;④给予微生态制剂恢复肠道微生态平衡。中药大黄对 MODS 时胃肠功能衰竭的治疗有明显疗效,可以对胃肠黏膜屏障进行保护;⑤尽量早期开放胃肠内营养。

6. 血液系统　弥散性血管内凝血(disseminated intravascular coagulation,DIC)可以是 MODS 的病因,也可以是其结果,需要及早检查和监测,一旦发生要尽快治疗。肝素主要用于高凝期,在纤溶期有广泛出血时可以使用 6-氨基己酸进行治疗。此外,新鲜冷冻血浆和新鲜全血、血小板均可输注。中药也有辅助治疗作用。

7. 血糖控制　高血糖在心脏骤停后极为常见,而且严重影响预后,但目前研究发现严格血糖控制与中等血糖控制的生存率没有差异。在缺乏心搏骤停其他证据的情况下,建议采用与一般危重患者相同的方法管理血糖水平,即在需要时使用胰岛素治疗,维持血糖在 8.3～10 mmol/L(150～180 mg/dL),同时也要积极防治低血糖。

(三) 体温的调节

脑组织代谢率决定脑局部血流的需求量。体温每升高 1℃,脑代谢率增加约 8%。目标温度管理(TTM)治疗是公认的可以改善心搏骤停患者预后的治疗手段之一。复苏成功后,如果患者仍处于昏迷状态(不能遵从声音指示活动),应尽快使用多种体温控制方法,将患者的核心体温控制在 32～36℃,并稳定维持至少 24 h,复温时应将升温速度控制在 0.25～0.5℃/h。目前,用于临床的控制低温方法包括降温毯、冰袋、新型体表降温设备、冰生理盐水输注、鼻咽部降温设备和血管内低温设备等,医务人员应根据工作条件和患者实际情况灵活选择。由于院前给予冰生理盐水快速输注降温可能增加低体温治疗并发症的发生率,已不推荐该方法在院前条件下常规使用。TTM 治疗期间的核心温度监测应选择食管、膀胱或肺动脉等处,肛门和体表温度易受环境因素影响,不建议作为温度监测的首选部位。TTM 治疗过程中,患者会出现寒战、心律失常、水电解质紊乱、凝血功能障碍和感染等并发症,应进行严密监测和对症处理,避免加重病情。TTM 治疗需要有详细的实施方案和专业的团队才能进行,建议制订各医疗单位的 TTM 治疗预案并进行专业培训,以提高治疗效果和减少并发症。有研究表明,TTM 复温后的发热可加重心搏骤停患者的神经功能损伤。因此,TTM 结束后 72 h 内应尽量避免患者再次发热。

(四) 其他治疗

1. 预防性抗感染　2020 年指南针对复苏后循环恢复患者常规使用预防性抗生素的益处尚不确定。研究发现,预防性抗感染治疗对患者生存率和神经功能预后未见明显改善,而对感染的发生率的降低也存在不同结论。

2. 类固醇激素治疗 有研究发现,与非类固醇激素治疗组相比,类固醇激素治疗可以提高心脏骤停后患者的存活率,但仍缺乏有力证据表明使用类固醇激素可以改善复苏后合并休克患者的预后。

3. 其他 营养支持,维持水、电解质平衡,中药治疗等。

## 五、预后和转归

目前,心搏骤停患者生存率低的原因尚不明确,但发生心搏骤停患者的结局仍较差。尽管随着时间的推移,院外紧急复苏的一些方面已得到改善,例如,接受目击者心肺复苏的患者比例增加及发病至除颤的间隔时间缩短。但这些积极的趋势也被心搏骤停患者的不良临床特征所抵消,如患者的年龄增加,以及表现为心室纤颤的患者比例减少等。此外,基础生命支持(BLS)和高级生命支持(ACLS)服务到达现场所需的时间均有所增加。这可能是人口增长和都市化的结果。

美国提高心搏骤停生存率组织(Cardiac Arrest Registry to Enhance Survival, CARES)前瞻性地纳入了 2005—2012 年发生院外心搏骤停的 70 027 例美国患者,发现出院生存率从 2005 年的 5.7% 显著提高到 2012 年的 8.3%。一项加拿大研究纳入了在 2002—2011 年间发生院外心搏骤停后到医院时仍存活的 34 291 例患者,发现在 2002—2011 年间的 30 日和 1 年生存率显著提高(1 年生存率从 7.7% 提高至 11.8%)。院内发生心搏骤停患者的结局同样不佳,报道的出院生存率为 6%～15%。一项大型队列研究纳入了在 435 家医院发生院内心搏骤停且接受了标准复苏操作的 64 339 例患者,其中 49% 的患者恢复了自主循环,但出院时总体生存率仅为 15%。

目前,准确预测 PCAS 患者预后的方法和指标仍然不多。临床上常在自主循环恢复后 72 h,通过瞳孔对光反射、角膜反射和疼痛刺激来评估临床转归,癫痫持续状态是预后不良的标志。研究证实,PCAS 患者体表诱发电位 N20 缺失往往预示结局不良。低温治疗对上述预测方法的影响程度还未被充分证实,但临床特征受低温治疗影响不大,预测预后较为可靠,但建议疼痛刺激运动反应在复苏成功 6 天后进行。近来的研究显示,心脏骤停后早期硫氧还蛋白升高与预后差有关;白细胞介素-6(interleukin-6,IL-6)比 C反应蛋白、降钙素原更能反映 PCAS 的严重程度。

## 六、结语

随着现代医学的发展,CPR 成功率大大增加,但心脏骤停后综合征的死亡率仍很高,其中心脏骤停后脑损伤是其主要死亡原因。即使存活,患者大多会遗留神经功能障碍。近年的研究,除了针对疾病本身外,更加关注心脏骤停后存活患者的生存质量。

2020 年指南在原有院前院内"双五环"生命链的基础上增加了心脏骤停存活患者的康复治疗计划环节,从而形成院前院内"双六环"生命链。对患者的脏器功能(生理、神经、心肺及认知等)障碍恢复、心理康复(焦虑、抑郁及创伤后应激反应等),以及日常生活和重返社会能力恢复等方面进行了相应推荐,这对临床医师也提出了更高的要求。

(项 浩 宋振举)

## 参考文献

1. 何亚荣,郑玥,周法庭,等.2020 年美国心脏协会心肺复苏和心血管急救指南解读——成人基础/高级生命支持[J].华西医学,2020,35(11):1311-1323.

2. 李晓丹,马青变.目标体温管理在成人心脏骤停后脑复苏中应用的研究进展[J].中华脑血管病杂志(电子版),2020,14(02):70-75.

3. Robert W, Neumar, Jerry P, et al. Post-cardiac arrest syndrome:epidemiology, pathophysiology, treatment, and prognostication. A consensus statement from the International Liaison Committee on Resuscitation (American Heart Association, Australian and New Zealand Council on Resuscitation, European Resuscitation Council, Heart and Stroke Foundation of Canada, InterAmerican Heart Foundation, Resuscitation Council of Asia, and the Resuscitation Council of Southern Africa); the American Heart Association Emergency Cardiovascular Care Committee [J]. Circulation,2008,118(23):2452-2483.

4. Panchal AR, Bartos JA, Cabañas JG, et al. Part 3:Adult basic and advanced life support:2020 American Heart Association guidelines for cardiopulmonary resuscitation and emergency cardiovascular care [J]. Circulation,2020,142(16_Suppl_2):s366-s468.

## 第 六 章

**机械通气的应用与管理**

按照不同的标准,机械通气有很多种分类方式,如根据外加压力的性质分为正压通气和负压通气。本章重点介绍临床上常用的正压通气应用方面的知识,根据呼吸机与患者生理气道的连接方式是否有创,分为有创正压通气和无创正压通气两部分。

## 第一节 | 有创正压通气

呼吸机与患者生理气道通过人工气道连接的正压通气称为有创正压通气。人工气道是为了保证气道通畅而在生理气道与其他气源之间建立的连接,分为上人工气道和下人工气道。上人工气道包括口咽气道和鼻咽气道,有助于保持上呼吸道的通畅。前者适用的情况有:舌后坠导致上呼吸道梗阻,癫痫大发作或阵发性抽搐,以及经口气道插管时,可在气管插管旁插入口咽气道,防止患者咬闭气管插管发生部分梗阻或窒息。鼻咽通气道仅适用于舌后坠导致的上呼吸道阻塞,此时需注意凝血功能障碍者的鼻咽出血。下人工气道包括气管插管和气管切开等,通常所说的人工气道指气管插管和气管切开。建立人工气道的目的是保持患者气道通畅,有助于呼吸道分泌物的清除及进行机械通气。人工气道的应用指征取决于患者呼吸、循环和中枢神经系统的功能状况。结合患者的病情及治疗需要,选择适当的人工气道。

### 一、人工气道的建立和管理

#### (一)气管插管
气管插管是一种经由口或鼻腔将导管置入气管内以建立人工气道的技术。

1. 气管插管的目的 ①解除上呼吸道特别是喉部的气道梗阻,保证上气道的通畅(严重呼吸道阻塞或长期、慢性阻塞时,可能需要气管切开);②建立封闭的通气管道,以便实施正压机械通气;③提供径路,以便气管内分泌物及异物的吸引和清除;④隔离气道,避免口腔内的呕吐物及其他异物吸入气道。

　　其中,实施正压机械通气已经成为临床上气管插管的主要原因之一。在气道开口造成高于大气压的正压是正压通气将气流送入气道并充盈肺泡的前提条件,这就要求在呼吸机的送气管道与患者气道之间的连接不能有漏气造成压力的下降。对于大多数需要持续机械通气的患者而言,气管插管后将其气囊充气,可以使患者气道成为只与呼吸机管道相通的封闭系统,从而可以对患者提供有效的正压通气。

　　近年来,无创正压通气技术得到很大发展,在某些情况下,正压机械通气的实施不一定要行气管插管或气管切开。漏气补偿技术是无创正压通气的主要技术之一,通过计算机对输出气流的自动控制,即使当面罩存在少量漏气时,也可以因补偿气流的调节而把面罩内的压力稳定在设定的水平。不过,对于机械通气的患者,气管插管的作用不仅在于维持气道的封闭,预防异物吸入和气管内分泌物吸引也是其重要功能。所以,机械通气是否不再需要气管插管,现在还难于断言。

　　2. 气管插管导管　目前广泛使用的气管插管导管是一略弯的、前端带有可充气气囊的塑料或硅胶导管,气囊充气后封闭导管和气管之间的空隙,维持机械通气的密闭性。常用的导管长度范围在 28～32 cm,内径有 7.0 mm、7.5 mm、8.0 mm、8.5 mm 和 9.0 mm 等,外径相应增加 2 mm,分别称作 7 号、7.5 号、8 号、8.5 号和 9 号管。内径越大,通气阻力越小、分泌物越容易引流,但同时插管难度会相应增加。选择导管口径,应根据患者体形和性别以及插管途径而定,通常男性应用的导管口径大于女性、身材高大者大于身材瘦小者、经口插管者大于经鼻插管者。经口插管时,男性患者通常选用 8～9 号管,女性患者通常选用 7.5～8.5 号管;经鼻插管时较经口插管时导管口径相应小 0.5～1.0 mm。

　　3. 气管插管器械　虽然气管插管通常发生在比较紧急的情况下,但是在开始插管前仍需对所用器材做简要检视,包括喉镜的照明、气管导管气囊是否完好等。为了应付这种紧急情况,应该作为一项制度将插管所需的用具放在专用的箱包内,并保证处于消毒和无故障状态。气管插管箱包中应包括:①人工呼吸气囊和氧气导管;②负压吸引器具,包括吸引导管和硬吸引管;③口咽导管;④喉镜;⑤气管插管导管,至少需有适合一般成人使用的 7.0 mm、8.0 mm 和 9.0 mm 3 个尺寸;⑥导丝;⑦导向长钳(弯钳);⑧液状石蜡(润滑用);⑨开口器;⑩局麻药(2%利多卡因)及喷雾器。

　　4. 气管插管前准备

　　(1) 体位:影响插管成功与否最重要的一点是口-咽-喉轴线。插管时,患者应平卧,取下床头板,枕下垫高,使头尽量后仰,从而使口-咽-喉尽量在一轴线上。颈椎损伤者不能采用这种体位。

　　(2) 清除口、咽、鼻腔内分泌物、呕吐物、血块等。

　　(3) 麻醉:以 2%利多卡因喷入或直接注入口咽部或鼻腔,可以减少插管时的刺激。若患者对抗明显,可以静脉使用麻醉剂如丙泊酚。如患者呼吸、心跳已停止或意识丧失,可不必进行麻醉,以迅速插入气管导管为原则。

（4）预氧合：只要有条件，应尽可能在插管前对患者进行预氧合。目的是用高流量氧气替换肺泡内氮气，提高肺泡内氧分压，以便在插管时即使没有有效的肺泡通气，仍可在一定时间内维持肺泡换气。方法为：通过面罩进行高流量吸氧，自主呼吸抑制者用气囊面罩加压吸氧，时间为 3～5 min。

5. 气管插管适应证及方法　气管插管可经口或经鼻，经口气管插管减少了医院获得性鼻窦炎的发生，而医院获得性鼻窦炎与呼吸机相关性肺炎的发病有着密切关系。因此，若患者短期内能脱离呼吸机，应优先选择经口气管插管。但是，在经鼻气管插管技术操作熟练的单位，或者患者不适于经口气管插管时，仍可以考虑先行经鼻气管插管。

（1）经口气管插管。

1）适应证：①严重低氧血症或高碳酸血症，或其他原因需较长时间机械通气，又不考虑气管切开的患者；②不能自主清除上呼吸道分泌物、胃内反流物或出血，有误吸危险的患者；③下呼吸道分泌物过多或出血，且自主清除能力较差的患者；④存在上呼吸道损伤、狭窄、阻塞、气管食管瘘等，严重影响正常呼吸的患者；⑤突然出现呼吸停止，需紧急建立人工气道进行机械通气的患者。机械通气患者建立人工气道首选经口气管插管。经口气管插管操作较容易，插管的管径相对较大，便于气道内分泌物的清除，但其对会厌的影响较明显，患者耐受性也较差。

2）禁忌证或相对禁忌证：①张口困难或口腔空间小，无法经口插管的患者；②无法后仰（如疑有颈椎骨折）的患者。

3）操作过程：气管导管内放导丝，外以液状石蜡润滑，以喉镜暴露声门（注意弯形镜片的前端放在舌根与会厌之间，而直形镜片的前端要挑起会厌），于吸气期将导管插入。插入吸痰管吸出痰液。插管完成后，将气囊充气，充气量以刚好不漏气为原则，常用 6～10 ml，然后插入牙垫，连接人工呼吸气囊，手压通气。通气的同时，观察双肺呼吸动度、听诊呼吸音是否对称、估计导管位置。最后固定导管和牙垫，连接呼吸机。必要时可行床旁胸 X 线片判断导管位置。导管尖端应在隆突上 3 cm 左右，经口气管插管导管尖端距中切牙 22～24 cm，经鼻气管插管导管尖端距鼻腔开口 24～26 cm，经口气管插管成功与否的关键在于声门的暴露，在声门无法暴露的情况下，容易失败或导致较多并发症。

（2）经鼻气管插管。

1）适应证：①需较长时间接受机械通气的患者；②需要进行口腔手术等操作的患者。经鼻气管插管较易固定，舒适性优于经口气管插管，患者较易耐受，但管径较小会导致呼吸功增加，不利于气道及鼻窦分泌物的引流。

2）经鼻气管插管禁忌证或相对禁忌证：①紧急抢救，特别是院前急救；②严重鼻或颌面骨折；③凝血功能障碍；④鼻或鼻咽部梗阻，如鼻中隔偏曲、息肉、囊肿、脓肿、水肿、异物及血肿等；⑤颅底骨折。

3）操作过程。①盲插法：导管沿鼻腔以与上腭平行的方向插入，斜面朝向鼻中隔，以免损伤鼻甲。进管过程中，注意听呼气音，根据呼气音调节进管方向。当患者出现刺激性咳嗽、发声困难、导管内有粗气流或痰液冲出,说明导管已插入气管。调整到合适的深度(比经口插管深入 2~3 cm),固定。②明视插管:当导管到达咽后部时,经口放入喉镜显露声门,在明视下,借助弯钳将导管前端送入气管。③经纤支镜引导插管:将导管套在纤支镜外,借助纤支镜引导插入气管,用常规纤支镜引导插管,导管需 7.5 cm 以上。

(二) 气管切开

对于需要较长时间机械通气的危重症患者,气管切开术是常选择的人工气道方式。与其他人工气道相比,由于其管腔较大、导管较短,因而气道阻力及通气死腔较小,有助于气道分泌物的清除,减少呼吸机相关性肺炎的发生率。但是气管切开的时机仍有争议。1989 年,美国胸科医师协会建议:若预期机械通气时间在 10 天以内,优先选择气管插管;超过 21 天者则优先选择气管切开术;在 10~21 天之间者,应每天对患者进行评估。当时这个建议并没有很强的研究结果支持,仅是依赖于专家的经验。之后,有研究对比"早期"和"晚期"气管切开,探讨"最佳"气管切开时机。有研究发现,早期选择气管切开术,可以减少机械通气天数和 ICU 住院天数,同时可以降低呼吸机相关性肺炎的发生率,改善预后,这个观点尚需要大样本的 RCT 研究。对于"早期"的确切定义也没有统一,早至气管插管后 48 h 内,晚至气管插管后 2 周内,多数是在气管插管后 7 天或 7 天以内。目前,越来越多的研究倾向于无须到 21 天后,2 周内可以考虑气管切开。

1. 气管切开导管　气管切开导管从材料上分,主要有早期使用的金属制品和现在广泛使用的塑料或硅胶制品两种。从结构上也可分为两种:一种由内外套管组成,外套管带有气囊,充气后封闭导管与气管之间有间隙,并有固定带固定于颈部,内套管用于与呼吸机连接;另一种无内外套管之分,与气管插管结构类似。导管内径的选择与气管插管的选择类似。

2. 气管切开器械　气管切开前,除准备所需的手术器械(多数医院具有已消毒打包的成套器械)及气管套管外,如果尚未行气管插管,还需做好气管插管的所有器械准备。万一患者发生意外,可以及时建立人工气道,维持气道通畅和提供呼吸支持。

3. 适应证　①预期或需要较长时间机械通气治疗;②上呼吸道梗阻所致呼吸困难,如双侧声带麻痹、有颈部手术史、颈部放疗史;③反复误吸或下呼吸道分泌物较多且患者气道清除能力差;④减少通气无效腔,利于机械通气支持;⑤因喉部疾病致狭窄或阻塞而无法气管插管;⑥头颈部大手术或严重创伤需行预防性气管切开,以保证呼吸道通畅。气管切开术创伤较大,可能发生切口出血或感染。

4. 禁忌证　①切开部位的感染或化脓;②切开部位肿物,如巨大甲状腺肿、气管肿瘤等;③严重凝血功能障碍,如弥散性血管内凝血、特发性血小板减少症等。

5. 气管切开前准备

(1) 体位:患者取仰卧位,肩部垫高,头向后仰,以使气管尽量接近颈前表面。

(2) 麻醉:颈前常规消毒铺巾,2% 利多卡因局部逐层麻醉。

(3) 对于气管切开前是否需要先行气管插管,宜根据患者的具体情况而定:如果患者呼吸状况不稳、意识丧失、有上呼吸道梗阻、呕吐及误吸的风险时,经口气管插管不仅能保证患者术中的安全,位于气管内的导管还有利于术中气管切开导管的固定;但是如果患者情况稳定、操作者技术熟练,术前气管插管并非绝对必要。已行气管插管的患者,则应在切开术后拔除导管。

(4) 气管切开操作方法:颈前正中线自环状软骨向下做矢状切口,长 3~4 cm。钝性分离皮下组织,暴露气管软骨环。切口有横切口和直切口 2 种,现在广泛使用的是直切口。直切口位置可选第 2、3 气管环,也可选第 3、4 气管环。将气管切开导管经切口置入气管内,如有气管插管,则应将导管恰好在气管切开导管置入前拔除。气管切开导管已经置入,须立即将管芯退出,固定导管,并将气囊充气至刚好不漏气。

(三) 人工气道的管理

1. 气道加温湿化　机械通气时应在管路中常规应用气道湿化装置,但不推荐在吸痰前常规进行气道内生理盐水湿化。机械通气时的气道湿化包括主动湿化和被动湿化。主动湿化主要指在呼吸机管路内应用加热湿化器进行呼吸气体的加温加湿(包括不含加热导线,含吸气管路加热导线,含吸气呼气双管路加热导线);被动湿化主要指应用人工鼻(热湿交换器型)吸收患者呼出气的热量和水分进行吸入气体的加温加湿。不论何种湿化,都要求进入气道内的气体温度达到 37℃,相对湿度 100%,以更好地维持黏膜细胞完整,纤毛正常运动及气道分泌物的排出,降低呼吸道感染的发生。人工鼻(热湿交换器型)可以较好地进行加温加湿,与加热型湿化器相比不增加堵管发生率,并可保持远端呼吸机管路的清洁,但因能增加气道阻力、死腔容积及吸气做功,不推荐在慢性呼衰患者尤其是撤机困难的患者中应用。Kirton 曾报道人工鼻(热湿交换器型)较加热型湿化器能减少院内获得性肺炎的发生。近年来,多个随机对照临床试验得出结论:人工鼻(热湿交换器型)与加热型湿化器相比在呼吸机相关肺炎的发生率上无明显差异。有 6 个临床试验表明,吸痰前滴入生理盐水进行气道湿化可能使患者的血氧在吸痰后短期内显著下降,因此,在严重缺氧患者中不推荐常规应用此法。

2. 气道分泌物吸引　在做好气道湿化、定时翻身、拍背及体位引流的基础上,要定时吸引气道分泌物,原则上是有痰即吸。应避免吸痰管持续负压吸引,插入后倒退,边退边吸。吸痰时中断呼吸支持,可能使患者氧饱和度下降,心率减慢、心律失常,甚至心脏骤停。因此,吸痰前后应予患者高浓度氧吸入数分钟,吸痰过程应迅速,每次不超过 15 s 为宜。有人工气道的患者,条件允许时应进行持续声门下吸引。在长期进行机械通气的患者中,持续声门下吸引可以延缓呼吸机相关肺炎的发生,降低其发生率。Kollef 的一项以 343 例心脏外科患者为对象的研究表明,在进行机械通气的患者中行持续声门下吸引可以降低呼吸机相关肺炎的发生率。另有多个临床随机对照试验均表明,持续声门下吸引可以减少并延缓呼吸机肺炎的发生,减少革兰氏阳性菌及流感嗜血杆菌的感染。

3. 气囊管理　气囊的充气量以刚好不漏气为准。注气要缓慢、小量,注气过程中,观察呼吸机送气时是否漏气,或者听诊患者颈部是否有漏气音,以少量递增的方法达到刚好不漏气为止。尽管使用高容低压气囊大大降低了气管黏膜因受压、缺血所引起的相关并发症,建议有人工气道的患者进行气囊压力监测,维持高容低压套囊压力在 $2.5\sim3.0\,kPa(25\sim30\,cmH_2O)$ 之间,既可以有效封闭气道,又不高于气管黏膜毛细血管灌注压,可以预防气道黏膜缺血性损伤及气管食管瘘,以及拔管后气管狭窄等并发症。Granja 在一项 95 人的前瞻性临床试验中得出结论,认为每天 3 次监测套囊压可以预防气道黏膜缺血性损伤和气管狭窄。要注意气道压对套囊最小封闭压的影响;Guyton 所做的一项 15 例患者的前瞻性临床试验表明,即使正确充盈套囊,如果气道峰压过高,仍可能造成气道黏膜缺血性损伤。高容低压套囊不需要间断放气。但气囊间歇性放气有助于气囊上方分泌物的排出,尤其适用于不带持续声门下吸引装置的气管导管。因气囊上方较多的分泌物潴留,放气后会流入下呼吸道,这是发生呼吸机相关性肺炎的一个重要原因。因此,在准备气囊放气时,应先吸净口、咽分泌物,换一根吸痰管插入人工气道内,在另一人松开气囊的同时吸引沿导管流下的分泌物。

4. 呼吸机管路管理　呼吸机管路可以每周更换 1 次,若有污染,应及时更换,管路中冷凝水应及时清除。Fink 的一项研究表明,呼吸机管路 7 天更换一次并不增加呼吸机相关肺炎的发生率,并可以降低费用;另有 2 项临床研究也得出类似的结论。

5. 口腔护理　口腔病原微生物很多,特别是在建立经口气管插管以后,更容易潴留在口腔局部,若流入气道,易诱发肺部感染。因此,在建立人工气道后,定期的口腔护理十分重要,即使在经口气管插管时,也应在确保导管不脱出的情况下充分进行口腔护理。对于气管切开、有合作能力的患者,医务人员可协助其漱口、刷牙,防止口腔炎的发生。气管插管或病情危重的患者,需每日进行 $2\sim3$ 次的口腔护理。

## 二、基本机械通气模式简介

1. 辅助/控制通气　通常意义上的辅助/控制通气(assist/control ventilation,A/C 模式)指的是定容型的辅助/控制模式。呼吸机可以预设恒定的潮气量、吸气时间(或吸呼气时间比)及背景频率。背景频率是指呼吸机工作的最低频率,有保障最低通气量的作用。当患者不能触发呼吸机,或者呼吸频率小于背景频率时,呼吸机按预设潮气量、吸气时间、背景频率送气;若患者自主呼吸触发呼吸机,呼吸机按预设潮气量、吸气时间和患者自主呼吸频率送气。辅助/控制模式所需要设置的基本参数包括触发灵敏度、潮气量、吸气流量和流量波形、呼吸频率及吸气时间(或吸呼气时间比)等。

2. 间歇指令通气　通常意义上的间歇指令通气(intermittent mandatory ventilation,IMV)指的是定容型的间歇指令通气。呼吸机按预设的潮气量、吸气时间和呼吸频率送气,与 A/C 模式不同的是,IMV 在 2 次呼吸机送气之间是自主呼吸。如果 IMV 由患者自主呼吸触发,称作同步间歇指令通气(synchronized intermittent mandatory ventilation,SIMV)。间歇指令通气时所需要设置的基本参数与 A/C 模式相同,只是在 2 次呼吸机送气之间为自主呼吸,可以设置不同水平的支持压力。

3. 压力支持通气　压力支持通气(pressure support ventilation,PSV)是由患者自主呼吸触发呼吸机送气、患者和呼吸机共同维持通气动力,自主负压吸气触发后,呼吸机给予一定的正压辅助。压力支持通气时需要设置的基本参数包括触发灵敏度和支持压力。某些品牌的呼吸机还可以设置压力上升时间和吸呼气的流量转换水平。

4. 定压型辅助/控制通气(P - A/C)与定压型间歇指令通气(PC - IMV)　它们分别与定容型的 A/C 模式和 IMV 模式的工作方式相同,只是预设的不是潮气量,而是吸气压力。所需设置的基本参数与定容型相似,只是预设吸气压力而不是潮气量,某些品牌的呼吸机还可以设置压力上升时间或峰流速,无须设置吸气流量和流量波形。

5. 持续气道正压　持续气道正压(continuous positive airway pressure,CPAP)是一种自主呼吸模式。CPAP 通气时,患者在升高的基线压力水平上进行自主呼吸,呼吸机并没有对患者的通气提供动力。CPAP 时仅需设置 CPAP 压力即可。

6. 气道压力释放通气　气道压力释放通气(airway pressure release ventilation,APRV)是一种定压型通气模式,通过设定一个较高的 CPAP 水平,患者在这个压力水平进行自主呼吸,一段时间后,呼吸机转换到另一个较低的 CPAP 水平,完成一次压力释放,形成追加呼气过程。经过短暂的释放过程后,高 CPAP 再次建立,患者继续在较高的 CPAP 水平进行自主呼吸。气道压力释放通气需要设置的基本参数包括高、低 CPAP 压力、释放频率和压力释放时间。

### 三、基本通气模式的扩展

由上述各基本的机械通气模式组合、衍生,扩展出了一些"新型"通气模式,常用的有以下几种。

1. 压力调节容量控制(pressure-regulated volume control,PRVC)通气　在 Siemnes Servo300 型呼吸机上首次运用。其特点是结合了压力控制和容量控制两种通气方式的特点,以最低的压力水平来输送预设的潮气量,压力范围可以在 PEEP 水平至预设压力高限以下 $0.5\,kPa(5\,cmH_2O)$ 之间变化。其工作原理是:呼吸机开始时先给予连续 4 次试验性通气,由呼吸机测定肺顺应性,计算下一次通气达到预设潮气量需要的吸气压力,自动调节吸气压力水平,通过每次呼吸的连续监测和调整,使实际潮气量与预设潮气量相等,并且是通过最低的吸气压力来达到的。

2. 容量支持通气(volume support ventilation,VSV)　也是 Siemnes Servo300 型呼吸机首次运用的通气模式。通气过程与 PRVC 相似,不同的是,PRVC 是压力控制通气(pressure-control ventilation,PCV)完成每一次呼吸,而 VSV 是由压力支持通气(PSV)来完成,并且有 PRVC 作为保障。当患者不能触发呼吸机送气时,呼吸机将自动转换为 PRVC 通气。

3. 容量保证压力支持(volume assured pressure support，VAPS)通气　是压力支持通气和容量辅助通气的复合，2个流速系统共同发挥作用。其特点是预设支持压力、流速和潮气量，患者首先按压力支持通气方式送气，通气过程中流速下降，流速下降到一定水平发生吸呼气切换，若切换时流速仍高于预设流速，而潮气量已达到预设值，则为单纯的压力支持通气；若流速下降到预设水平，而潮气量仍未达到预设值，则由容量辅助通气来补充，按预设流速送气，直至达到预设潮气量。

4. 双相气道正压(bi-level positive airway pressure，BIPAP)通气　双相气道正压通气的基本工作特点是传统的压力控制通气(PCV)与完全自主通气(CPAP)的结合，随着设置参数的不同和自主呼吸的变化，它又可以表现为不同的基本通气模式，包括反比压力控制通气(pressure-controlled inverse ratio ventilation，PC-IRV)、定压型的间歇指令通气(PC-IMV)、气道压力释放通气(APRV)和持续气道正压(CPAP)通气等。因此，BIPAP 不是单一的一种通气模式。使用 BIPAP 时需要设置的基本参数包括触发灵敏度、高压水平、高压时间和低压水平、低压时间。

## 四、有创通气的应用

（一）适应证

（1）CPR：各种原因导致的心跳、呼吸骤停，应迅速建立人工气道进行机械通气，通常首选经口气管插管，既可以维持气道通畅，又可以接呼吸机维持稳定的通气。

（2）通气不足，$PaCO_2$ 升高，pH 失代偿，低氧血症保守治疗效果不佳时。

（3）对呼吸衰竭选用有创通气时可参考以下生理学指标：①呼吸频率＞35 次/min；②潮气量＜5 ml/kg；③肺活量＜15 ml/kg；④呼吸指数($f/V_T$)＞105；⑤肺泡-动脉血氧分压差($P_{(A-a)}O_2$)＞50 mmHg($FiO_2$=0.21)，($P_{(A-a)}O_2$)＞300 mmHg($FiO_2$=1)；⑥氧合指数($PaO_2/FiO_2$)＜300 mmHg；⑦$PaO_2$＜50 mmHg(吸氧时)；⑧$PaCO_2$＞50 mmHg，伴 pH 值＜7.30；⑨无效腔量与潮气量的比值($V_D/V_T$)＞60%；⑩静-动脉分流量($Qs/Qt$)＞15%；⑪最大吸气压＞－2.5 kPa(25 $cmH_2O$)。

（二）使用有创通气的一般操作步骤

上机前准备。

（1）检查呼吸机外观，呼吸机表面应干净、无灰尘及污渍。

（2）对使用空气压缩泵(包括外置压缩泵和内置压缩泵)的呼吸机应检查进气口空气过滤网(海绵垫)，确认其干净、无灰尘堵塞；对使用中心压缩空气、无空气压缩泵配置的呼吸机，此步可略去。

（3）连接呼吸机外部管路，包括螺纹管、加热湿化器或热湿交换器(人工鼻)、集水杯、"Y"形管以及人工气道转弯接头等。各管路部件应经过消毒，保持干燥、通畅。

（4）依次连接(压缩空气接头)、氧气接头、呼吸机主电源、压缩泵电源及加热湿化器电源。各气源压力及电源电压应符合呼吸机动力要求(参照呼吸机使用手册)。

(5) 接模拟肺。

(6) 开机。按以下顺序开机:

1) 对使用空气压缩泵的呼吸机:开空气压缩泵→开氧气→开加热湿化器(使用热湿交换器者省去此步)→开主机。

2) 对电动呼吸机或使用中心压缩空气的呼吸机(无空气压缩泵):开氧气→开加热湿化器(使用热湿交换器者省去此步)→开主机。

(7) 确认呼吸机完成通电电路自检,以及空、氧气源压力表指示在符合要求的范围(具体范围参照《呼吸机使用手册》)。

(8) 呼吸机初始设置:包括吸氧浓度、通气模式和参数、报警范围等。

(9) 上机:①将呼吸机与患者人工气道连接;②检查人工气道,确保其刚好不漏气;③调整呼吸机侧臂固定架,固定管路。

(10) 进一步调节吸氧浓度、通气模式和参数及报警范围,并密切随访患者各项监测指标,使之基本符合患者病理生理改变,基本达到人机同步。

(11) 关机时,先断开呼吸机与患者人工气道,再按以下顺序关机:

1) 对使用空气压缩泵的呼吸机:关主机→关加热湿化器(使用热湿交换器者省去此步)→关氧气→关空气压缩泵。

2) 对电动呼吸机或者使用中心压缩空气的呼吸机(无空气压缩泵):关主机→关加热湿化器(使用热湿交换器者省去此步)→关氧气。

(三) 参数设置的一般原则

1. 触发方式与触发灵敏度设置　行辅助通气时需要患者自主呼吸来触发呼吸机送气。这种用来触发呼吸机送气的自主呼吸用力对患者来说是一种额外呼吸做功,如设置不当,可能导致患者呼吸功消耗增加,不利于疲劳呼吸肌的恢复。触发方式一般有 2 种,即压力触发和流量触发,根据呼吸机不同而不同。

压力触发时,呼吸机能感知气道压力的变化,患者自主吸气时,气道压力降低,当达到设定的水平时即触发呼吸机送气。压力触发灵敏度的设置要尽可能地减少患者的呼吸用力,又要避免误触发,通常设置为 $-0.1\sim-0.2\,kPa(-1\sim-2\,cmH_2O)$。气道压力降低至预设的水平到呼吸机送气之间有一时间间隔,称为触发延迟。预设的触发压力水平不同,以及不同品牌的呼吸机触发延迟有差异。理论上,触发延迟时间越短越好。

流量触发时,呼吸机感知的是气道内流量的变化而非压力的下降。采用流量触发的呼吸机,有些是在吸气回路上装有一个"流速计",能感知患者自主吸气时气道流量的变化,当达到预设的流量水平时,即触发呼吸机送气。另有一些呼吸机,是通过感知回路中流量与"基础流量(base flow)"之间的差值来触发送气的。例如,"基础流量"为 $10\,L/min$,触发灵敏度为 $3\,L/min$,当患者自主吸气使回路中流速由 $10\,L/min$ 降低至 $7\,L/min$ 时,将触发呼吸机送气。

现有的研究发现,采用流量触发时,触发延迟时间较压力触发短,可以改善同步性,减少假触发。

2. 潮气量设置　通常,机械通气有大潮气量($\geqslant 12\sim<15$ ml/kg)、常规潮气量($\geqslant 8\sim<12$ ml/kg)和小潮气量($\geqslant 5\sim<8$ ml/kg)之分。对于肺泡相对正常的患者(如中枢性呼吸衰竭或神经-肌肉疾病所致的呼吸衰竭),可用中-大潮气量通气,然而必须认识到,大潮气量可能引起心输出量降低、区域性肺泡过度扩张,有引起机械通气相关性肺损伤的风险。

近年来,中-小潮气量已越来越被临床接受,尤其是对有急性肺损伤的患者,推荐使用 $5\sim8$ ml/kg 的小潮气量,以避免发生新的、与区域性肺泡过度扩张有关的肺损伤。但是,就目前而言,究竟是潮气量还是机械通气时平台压($P_{plat}$)的大小引起肺损伤还有争论,大多数研究者更推荐根据 $P_{plat}$ 来设置和调节潮气量,以防止发生机械通气相关性肺损伤,理想的潮气量应使 $P_{plat}<3.0$ kPa(30 cmH$_2$O)。

3. 呼吸频率设置　预设机械通气频率的原则,是产生一个临床能接受的分钟通气量:$V_E=V_T\times f$。一般患者,通常呼吸频率设置为 $10\sim14$ 次/min;急性颅脑损伤的患者进行过度通气治疗时,可设置>20 次/min,以使 PaCO$_2$ 降低至 $25\sim30$ mmHg;急性肺损伤的患者,为维持 $P_{plat}<3.0$ kPa(30 cmH$_2$O),避免区域性肺泡过度扩张,可能需要较快的呼吸频率,但也不主张>25 次/min。

肺损伤严重的患者,除使用小潮气量($5\sim8$ ml/kg)和较快的呼吸频率($18\sim22$ 次/min)外,为增加气体在肺泡内分布和改善氧合,往往使用较长的吸气时间。由于吸气时间长、通气频率快、呼气时间变短,可能产生呼气末气体陷闭(air trapping)和内源性呼气表正压(positive end expiratory pressure, PEEP)。因此,频率设置受到内源性 PEEP 水平的影响,为避免产生过高的内源性 PEEP,通常限制频率在 25 次/min 以下。这种情况下产生的肺泡通气量,可能难以维持 PaCO$_2$ 在正常水平,慢性的、在临床控制范围之内的 PaCO$_2$ 增高是临床所能接受的,称为"允许性高碳酸血症"通气策略。

4. 吸气时间设置　生理呼吸时吸气时间短于呼气时间,吸呼气时间比(I∶E)为 $1∶1.5\sim1∶2.5$。机械通气时吸气时间的设定要根据通气模式、呼吸频率和患者的具体情况决定。

吸气时间在不同的呼吸机上设置方法可能不同。有的呼吸机是在潮气量一定的情况下,通过预设吸气流速来决定吸气时间的,因为吸气潮气量=吸气流速×吸气时间;有的呼吸机是直接设定吸气时间(s);或者设定吸呼气时间比(I∶E),或吸气时间占呼吸周期的百分比。

通常情况下,吸气时间的设置应与生理呼吸时相似,即 $0.8\sim1$ s 较为合适。吸气时间在一定范围内延长可以改善气体在肺泡内分布,改善氧合。特殊情况下,例如严重肺损伤的患者,如果常规 I∶E 比不能达到很好的氧合,可延长吸气时间,甚至可以使用反比通气(I∶E$\geqslant1∶1$)。但需要注意的是,当常规通气模式和正常吸呼气时间比能达到可接受的氧合水平时,即使是肺损伤的患者也没必要刻意追求长的吸气时间或反比通气,因为吸气时间过长对机体也有不良影响:首先,吸气时间延长或反比通气时,患者感觉不舒适,人-机关系恶化,常需要使用较强的镇静、肌松剂;其次,吸气时间延长、呼气时间缩短,可能产生呼气末气体陷闭和内源性 PEEP。过高的内源性 PEEP 加上机械通气本身设置 PEEP(称为外源性 PEEP)对机体也有不良影响,尤其是对循环的抑制和 $P$plat 的升高。

5. 吸气流速方式设置　定容型的通气方式,目前常用的吸气流速方式有两种,即恒速气流(方波)、减速气流(递减波)。方波产生的气道峰压较递减波高,而后者产生的平均气道压较前者高,有利于气体在肺内分布。此外,由于递减波的吸气流速在吸气开始时最高,以后逐渐降低,与生理呼吸的吸气流速相似,因而人-机关系最好。如果呼吸机上有供选择的流速波形,推荐选择递减波。定压型通气方式,吸气流速波形总是呈递减波形的。

6. 吸气末暂停与叹气设置　吸气末暂停的主要作用是促进气体在肺泡内的分布,有利于改善氧合,也更接近生理呼吸形式。吸气末暂停时间一般占吸气时间的 5%～10%,一般不超过 15%,过长可能产生人-机对抗,以及对血流动力学产生不良影响。

有的呼吸机能提供周期性叹气(sigh)功能,每 50～100 次潮气呼吸或间隔 2～3 min,呼吸机自动提供一次相当于 1.5～2 倍预设潮气量的大通气,目的是防止肺不张。但是随着 PEEP 的广泛使用,叹气功能的使用逐渐减少,如果已使用 PEEP(也有预防肺不张的功能),就不必再使用叹气功能。

7. 呼气末正压(PEEP)设置　呼气末正压(positive end-expiratory pressure, PEEP)现在被广泛应用于机械通气过程中,其作用包括增加功能残气量,防止肺泡萎陷,改善肺顺应性,降低肺内分流($Q$s/$Q$t),提高 $PaO_2$ 等。

PEEP 的另一用途是对抗内源性 PEEP,以改善吸气触发,降低呼吸功。这一作用主要用于 COPD 患者机械通气。内源性 PEEP 的存在对患者来说无异于在吸气回路上增加了一道"阀门",患者的自主吸气用力必须先克服这道"阀门",然后气道压力(或流量)降低至预设值触发灵敏度,才能触发呼吸机送气。这不仅使患者的呼吸功耗增加,同时还使"触发延迟"时间延长,容易发生人-机对抗。通常 PEEP 设置在内源性 PEEP 的 75%～80%,既可以对抗内源性 PEEP 的不良影响,又不至于增加总 PEEP 水平。

一般的急性呼吸衰竭,通常使用 0.3～0.6 kPa(3～6 cmH$_2$O)的低水平 PEEP 可以满足大多数通气需要,ARDS 时可用至 0.8～1.5 kPa(8～15 cmH$_2$O),但很少超过 1.5 kPa(15 cmH$_2$O)长期使用。因为过高的 PEEP 可能带来诸多负面影响,特别是引起回心血量减少、心输出量降低和血压下降,以及引起肺泡过度扩张,甚至引起或加重肺损伤。

8. 吸入氧浓度设置　原则上,在维持血氧饱和度＞90%的情况下,应尽量降低吸入氧浓度。气道阻塞性疾病通常采取较低的吸入氧浓度,肺实质和间质病变需要的吸入氧浓度较高,但也应避免长时间高浓度氧疗。长时间机械通气时,在保证血氧饱和度>90%的情况下,应尽量使吸入氧浓度<60%。应认识到,改善氧合的手段不能一味靠提高吸氧浓度,还可以采取以下措施:①适当应用镇静剂,降低患者氧耗;②使用或者适当增加 PEEP 水平;③延长吸气时间;④使用体外膜肺,等等。当然,机械通气初建立以及断开呼吸机进行吸痰前后,应给予短时的高浓度吸氧。

## 五、俯卧位通气

俯卧位的状态下进行呼吸或者机械通气,原理为有效改善通气血流比例,使背侧萎陷的肺泡复张,使肺及气管内分泌物在重力作用下得到良好的引流,以及减少心脏和纵隔对下垂肺区的压迫,从而改善患者的血氧饱和度。特别适合背侧肺泡萎陷实变的患者。《2016 中国机械通气临床应用指南》推荐重度 ARDS($PaO_2/FiO_2 < 60$ mmHg)患者应实施俯卧位通气(弱推荐,中级证据质量)。

## 六、体外膜肺氧合(extracorporeal membrane oxygenation,ECMO)

ECMO 又称体外生命支持,通过引流患者静脉血至体外,经过氧合和二氧化碳排出后回输到患者体内,承担气体交换和(或)部分血液循环功能。根据血液回输的途径不同,ECMO 技术主要有静脉到静脉(venovenous ECMO,VV - ECMO)和静脉到动脉(venous-arterial ECMO,VA - ECMO)两种形式。前者仅具有呼吸辅助作用,后者同时具有循环和呼吸辅助作用。VA - ECMO 根据插管部位不同,分为中心插管和外周插管两种形式。成人循环辅助最常选用股静脉-股动脉插管方式。股静脉-股动脉 ECMO 辅助时,ECMO 辅助能够引流大部分回心血量,降低右心室前负荷,进而减低左心室前负荷,但存在增加左心室后负荷和心肌氧耗的风险。少部分患者需要行左心减压措施,促进左心功能恢复,预防左心室内血栓形成和肺水肿加重。ECMO 循环辅助的流量以既能保证氧供又不明显增加左室后负荷为标准。测定 ECMO 环路混合静脉血氧饱和度(mixed venous blood oxygen saturation,$SvO_2$)可以指导 ECMO 辅助流量,维持 $SvO_2 > 65\%$。 肝素是 ECMO 辅助期间最常用的抗凝剂,应持续泵入,维持适当的激活凝血时间(activated clotting time,ACT),并结合活化部分凝血酶原时间(activated partial thromboplastin time,APTT)、抗凝血因子 Xa 水平、凝血功能测定结果以及患者病情等综合判断所需的抗凝强度,在血栓栓塞风险与出血并发症之间找到合适的平衡点。ECMO 循环辅助期间,建议维持血小板计数>$50 \times 10^9/L$,必要时输入血小板。

## 七、有创通气的撤离

首先需要说明的是,通常临床上所讲的撤机(weaning)过程都是针对有创通气而言的。其次,对于大多数经呼吸机支持的患者来说,一旦引起机械通气的病因消除后,其通气和循环功能一般能够满足自主呼吸的需要,因而撤机并不成为真正的临床问题。但有部分患者,特别是长期机械通气的患者,撤机过程并不那么顺利。对这些患者,充分的呼吸支持治疗、谨慎的呼吸功能评价、适当的撤机时机选择以及稳妥的撤机过程安排,就成为撤机成功与否的重要影响因素。事实上,所谓撤机问题的研究正是针对这部分患者的。

(一) 撤机前需要解决的问题

机械通气的患者在撤离呼吸机前需综合评估全身情况,而不能仅仅关注呼吸系统的问题。撤机前特别需要解决的问题如下:①酸碱平衡紊乱;②贫血;③心律失常、心功能不全、血流动力学不稳定;④代谢紊乱、电解质失衡;⑤体液失衡;⑥热量摄入不足、低蛋白血症;⑦感染;⑧肾功能不全;⑨睡眠障碍;⑩意识障碍。

(二) 撤机的生理学指标与时机

1. 撤机的生理学指标

应当指出的是,这些呼吸生理参数(表6-1)主要反映的是患者的自主呼吸潜能,所以测定时,必须在患者暂时脱离呼吸机支持的情况下,测定患者自主呼吸时上述指标的数值。

表 6-1　撤机的生理学指标

| 生理学指标 | 范围 |
| --- | --- |
| 最大吸气压 | $< -2.0\,kPa(-20\,cmH_2O)$ |
| 肺活量 | $> 15\,ml/kg$ |
| 第1秒用力呼气量($FEV_1$) | $> 10\,ml/kg$ |
| 每分通气量($V_E$) | $< 10\,L/min$ |
| 最大自主通气量(MVV) | 2倍 $V_E$ |
| 呼吸频率($f$) | $< 30$ 次/min,但$> 6$ 次/min |
| 潮气量($V_T$) | $> 5\,ml/kg$ |
| 浅快呼吸指数($f/V_T$) | $< 100$ 次/min/L |
| 肺顺应性 | $> 30\,ml/cmH_2O$ |
| 动脉氧分压(吸入氧浓度$< 40\%$时) | $> 60\,mmHg$ |
| 氧合指数 | $> 200\,mmHg$ |
| 肺内分流($Qs/Qt$) | $< 0.15$ |
| 无效腔分数($V_D/V_T$) | 0.55 |

2. 撤机的时机 关于何时开始撤机的问题,尽管有许多关于撤机的研究报告,提出了一些预测撤机成功性的指标,包括上面列出的一系列生理学指标,但这些指标通常主要用于判断患者是否能够完全脱离呼吸机或者拔管,并不能准确提示何时开始撤机过程。事实上,尚无"撤机参数"或者其他生理学指标能够准确预测患者对于撤机的准备情况。这就是说,如果直到预先确立的撤机标准达到才进行撤机尝试的话,就很有可能使很多不再需要机械通气支持的患者继续接受通气。目前,多根据医疗单位或者临床医师各自经验和患者的具体情况作出判断。一般来说,当需要机械通气的因素已经改善或稳定,患者的血流动力学稳定,就应考虑开始撤机试验,并在严密的监护下进行。如果在撤机试验过程中,患者的临床情况或生理学指标变化提示撤机试验失败,需及时重新上机,并且提供足够的通气支持。对于临床情况稳定的患者,每日进行有严密监护的撤机试验一般不会引起病情恶化或不良后果,相反,可以筛选出呼吸功能已恢复到可以脱离呼吸机的患者,缩短机械通气时间,降低医疗费用。

(三) 撤机的方法与过程

目前广泛使用的撤机方式有3种,即完全脱离呼吸机支持的自主呼吸、同步间歇指令通气和压力支持通气。有很多临床研究试图比较这3种基本方式的优劣,不过各家的结论还有相当大的分歧。此外,就接受通气的时间以及再次插管的发生率来说,已有RCTs证实并无最好的撤机策略。现有最好的证据表明,压力支持通气和每日自主呼吸试验的作用是相同的,而使用SIMV逐渐降低通气支持实际上拖延了撤机进程。现分别简述这3种方式的特点。

1. 同步间歇指令通气(SIMV)撤机 使用SIMV撤机理论上的好处是在有指令呼吸作为保障的基础上,使患者在两次指令呼吸之间能进行自主呼吸锻炼,这在理论上加强了撤机过程的安全性,特别是对呼吸驱动不稳定的患者。但是随着研究的进展,对SIMV有了新的评价:一方面,患者要有相当的吸气用力来开放按需气阀;指令通气的频率设置过高将抑制患者自主呼吸,与控制通气无异,设置过低有可能加重患者通气负荷;指令通气流速设置过高或过低都将增加患者呼吸功耗;自主呼吸期间通过呼吸机回路时也会增加呼吸功耗。另一方面,现有许多临床观察试验和动物试验显示,SIMV时患者的呼吸肌做功并不因为呼吸机提供通气支持而减少。此外,还有生理学证据表明,由于呼吸肌感受器对张力负荷反应的特性,呼吸肌疲劳很难以短暂性减轻负荷的方式得到恢复。因此,SIMV可能更适合用于呼吸中枢驱动发放不稳定的患者的撤机过程,而对于呼吸肌疲劳所致呼吸衰竭患者的撤机并不是一种理想的方式。

2. T管撤机 即按照制订的计划,间歇性地让患者脱离呼吸机,通过完全的自主呼吸锻炼增强呼吸肌的强度和耐力。其方法是以T管连接于患者人工气道和经湿化的空氧混合气流进行自主呼吸。由于T管撤机时相当于持续气流供气方式,只要供气气流能满足患者自主呼吸最大吸气流量的需要,一般不会给患者造成额外的通气负荷。但是由于完全脱离呼吸机支持,T管撤机时不提供一定的支持压力,也不能提供呼气末正压,并且不能提供安全保障和报警提醒。

3. 压力支持(PSV)撤机 自从 20 世纪 80 年代开始在临床使用以来,压力支持通气已经成为长期依赖呼吸机患者尝试撤机的最主要手段。压力支持通气每次呼吸都有患者的自主呼吸参与并触发一定的正压支持,帮助患者克服通气负荷,特别是克服通过人工气道和呼吸机回路时阻力的增加。并且,此种定压型模式提供的按需气流可能更符合患者的吸气气流需要,特别是在吸气初期。因此,在理论上,使用压力支持作为撤机手段能够有效地为呼吸肌提供需要的支持水平,并且能将在撤机过程中由呼吸机原因造成的呼吸功耗有效降低。因此,PSV 较为适合呼吸肌力衰弱的患者撤机。

以这 3 种基本方式为基础,临床上还常常采用它们之间的不同组合来进行撤机,以结合不同撤机方式可能的优点,最常用的是 SIMV + PSV、PSV + CPAP 等。目前常用的撤机过程概括如下。

在临床上做出判断,导致机械通气的基本病变已经大致恢复、急性呼吸衰竭已经纠正、患者全身各方面并无对撤机明显的不利影响时,即可开始撤机准备。

在开始撤机前 24~48 h,应对患者提供完全的通气支持。采取何种通气方式并不重要,A/C、SIMV 甚至 PSV 等均可采用,重要的是提供足够的机械支持。患者得到完全的呼吸支持的主要判断依据是患者自主呼吸冲动发放几乎停止,接受 A/C 或 SIMV 通气者,其总呼吸频率几乎与设定的通气频率相等;而使用 PSV 通气者,增加支持压力,使患者的呼吸频率显著下降至 8~10 次/min 即可。

对于中枢神经系统的病变或损伤进行机械通气而呼吸驱动发放不稳定的患者,撤机过程中主要是要减少通气支持的频率,逐渐让患者的自主呼吸胜任通气需要。在做法上宜采用 SIMV 为主要方式,以保证整个过程的安全性。撤机开始时,宜将指令通气的频率设置为先前控制通气频率的一半,通常在 8~10 次/min,$V_T$ 不变,以后每小时减少指令频率 2 次/min,直至临床提示出现不能耐受(呼吸频率加快至 35 次/min 以上并持续几分钟,血氧饱和度降低至 90% 以下,或者心率、血压和神志出现较明显的恶化)时,应立即回到原来的通气支持水平,患者至少经过 2 h 的休息时间,再重新尝试新一次的撤机试验。当指令频率减少到 4~6 次/min,患者能够耐受时,可以撤机。

对于接受机械通气时间不长而又无明显心肺病变的急性呼吸衰竭患者,如果临床认为病因已基本去除,则可以积极地考虑进行 T 管撤机。患者离开呼吸机后应尽可能立即进行床边肺功能测定,切实可行的测定包括呼吸频率、最大吸气压以及自主呼吸潮气量。通常认为,在呼吸频率低于 35 次/min、最大吸气压超过 -2.0 kPa(-20 cmH_2O)和自主呼吸潮气量 >5 ml/kg 这 3 项指标中,只要达到 2 项者,即可维持撤机。至于每次进行的时间,临床上并无硬性规定,如果患者没有不能耐受的表现(即呼吸频率加快至 35 次/min 以上并持续几分钟,血氧饱和度降低至 90% 以下,或者心率、血压和神志出现较明显的恶化),就可以继续 T 管撤机过程。如果患者离开呼吸机能够维持数小时自主呼吸而临床表现稳定、血气水平在正常范围,即可撤机。

慢性呼吸衰竭急性加重而接受机械通气的患者,通常都存在不同程度的呼吸肌疲劳,但是呼吸中枢的驱动通常是稳定的。对于这些患者,使用 PSV 撤机较为适合。撤机时,逐渐降低支持压力的水平,通常每 1～2 h 降低 0.2～0.5 kPa(2～5 cmH₂O),直至患者出现不能耐受的临床征象:呼吸频率明显增快、明显高于撤机前稳定的水平或者高于 30 次/min,出现辅助呼吸肌过度使用、胸腹反常呼吸运动等呼吸肌疲劳的表现,血氧饱和度低于 90%,神志、心率及血压表现出明显恶化等。此时应将支持力度恢复至完全支持的水平,让患者呼吸肌充分休息之后再进行撤机尝试。当支持压力降低到 0.5～0.7 kPa(5～7 cmH₂O)水平维持 4～6 h,临床表现稳定、血气(特别是二氧化碳分压)在可接受的范围内,可以考虑撤机。

以上是现在比较普遍使用的撤机流程。目前,关于撤机条件的争论很多,比较值得注意的是,2004 年 ACCP、AARC、SCCM 基于循证医学推荐机械通气的患者接受每日自主呼吸试验(spontaneous breathing trial,SBT)来进行撤机。假设一个患者在接受 30～120 min SBT 之后临床观察无恙,并且血气水平适当,同时没有其他原因需要继续气管内插管时,可以考虑拔管。

## 第二节 | 无创正压通气

无创正压通气(noninvasive positive pressure ventilation,NPPV)是指无须建立人工气道的正压通气,常通过鼻/面罩等方法连接患者。临床研究证明,在合适的病例中,NPPV 可以减少急性呼吸衰竭的气管插管或气管切开的需要以及相应的并发症,改善预后;减少慢性呼吸衰竭呼吸机的依赖,减少患者痛苦,降低医疗费用,提高生活质量。NPPV 可以避免人工气道的不良反应和并发症(气道损伤、呼吸机相关性肺炎等),但同时不具有人工气道的一些作用(如气道引流、良好的气道密封性等)。由于 NPPV 不可避免地存在或多或少的漏气,使得通气支持不能达到与 IMV 相同的水平,临床主要应用于意识状态较好的轻、中度的呼吸衰竭,或自主呼吸功能有所恢复、从 IMV 撤离的呼吸衰竭患者,而有意识障碍、并发症或多器官功能损害的严重呼吸衰竭患者应选择 IMV。NPPV 与 IMV 各自具有不同的适应证和临床作用,两者相互补充,而不是相互替代。

### 一、无创正压通气的技术背景

无论是有创还是无创的方法,只要是正压机械通气,就必须依靠在气道开口造成正压而将气流送入肺内,这是一个不会因方法不同而改变的基本原则。相对于传统有创正压通气靠人工气道封闭气管而与呼吸机形成一个密闭的回路来维持正压而言,目前使用的 NPPV 是以覆盖在口(鼻)的密闭面罩形成一个有效的正压驱使气流进入气道。由于使用面罩时很难保证面罩时刻保持完全密闭、没有气流外泄，所以在使用一般的呼吸机时很难维持正常的工作，也会由于气体的泄漏引发一系列的问题，如不能达到预设的潮气量或吸气压力、漏气报警、误触发等。也就是说，一般呼吸机并不适合用来进行NPPV。20世纪90年代以来，由于气流补偿（也作"漏气补偿"）技术的出现，这个问题得到解决。只要外漏气流不是太大，呼吸机的控制系统可以通过增加气流的输出将面罩内的压力维持在设定的水平，这至少在原则上满足了正压通气的基本要求。

　　NPPV既可以通过大型多功能呼吸机来进行，也可以通过专门用于NPPV的BiPAP呼吸机来进行。由于后者具有相对价廉、体积小、重量轻、使用快捷灵活、患者相对容易接受等诸多优点，在临床上的使用日益广泛。在使用大型多功能呼吸机提供NPPV时，原则上所有的通气模式都可以选用，只要在使用的过程中保证面罩的良好密闭性，在具有气流补偿的呼吸机上应将气流补偿功能开启。BiPAP呼吸机最初由伟康公司（Respironics Inc.）出品，专门用于经口（鼻）面罩进行NPPV，现在多家呼吸机公司都相继推出了自己品牌的无创呼吸机，各自名称不一，有的仍称作BiPAP呼吸机、但冠以自己的品牌。因此，现在临床上常说的BiPAP呼吸机通常都是指这一类用于经口（鼻）面罩进行NPPV的呼吸机的总称。

## 二、无创正压通气的适应证

　　原则上，具有呼吸功能不全的表现，并且无使用NPPV的禁忌证均可试用NPPV。NPPV并发症较少，可以随时停用、间断使用，故可以早期试用。但患者必须具备使用NPPV的基本条件：较好的意识状态、咳痰能力、自主呼吸能力、血流动力学状态，以及良好的配合NPPV的能力。目前，经口（鼻）面罩NPPV常用于下列情况：①慢性阻塞性肺疾病（COPD）急性呼吸衰竭；②急性心源性肺水肿，合并低氧血症；③睡眠呼吸暂停综合征；④危重哮喘呼吸衰竭；⑤早期急性肺损伤和ARDS；⑥撤离人工气道进行序贯性面罩机械通气；⑦呼吸功能不全，肥胖或高龄患者胸腹部手术后预防并发呼吸衰竭，术前适应，术后支持；⑧慢性呼吸衰竭患者缓解期的康复。指南推荐NPPV可以作为急性加重期COPD和急性心源性肺水肿患者的一线治疗手段。合并免疫抑制的呼吸衰竭患者可以首先试用NPPV。Girault等总结了2年应用NPPV的临床实践表明：64%的急性呼吸衰竭患者避免了气管插管，而NPPV失败后改用有创通气者，其死亡率仅为10.5%。因此，NPPV可以作为临床治疗急性呼吸衰竭的一线选择。但对于不同类型的急性呼吸衰竭，NPPV使用的支持证据不同。对于急性加重期COPD（AECOPD）、急性心源性肺水肿（acute cardiogenic pulmonary edema，ACPE）和免疫抑制患者，已有较多的RCT研究表明，较早地应用NPPV可以降低这类患者的气管插管率和住院病死率。对于支气管哮喘持续状态、术后可能发生呼吸衰竭和拒绝插管者，仅有为数不多的研究表明NPPV可能对这些患者有效，部分患者有避免气管插管的可能，证据尚不充分，临床可以试用,不作为一线治疗手段。而对于肺炎和 ARDS,目前支持证据很有限,对于病情相对较轻者才可以试验性使用,但必须严密观察,一旦病情恶化,应立即采取气管插管行有创通气治疗,以免延误病情。

事实上,以上适应证只是一个宽泛的适用范围,不同单位和不同个人可能在适应证的把握上有很大不同。在临床上的实际使用情况是,任何形式的呼吸衰竭都有很多采用 BiPAP 抢救成功的例子,同时也不乏抢救无效的报道。要认识到实施 NPPV 这项技术有非常个体化的特点,要讲究切实有效的操作管理过程,注意在每一个环节上落实气流实际进入肺内的效果,而不是对着所谓的适应证生搬硬套。

## 三、应用无创正压通气的禁忌证

患者意识障碍,呼吸微弱或停止,无力排痰,严重的脏器功能不全(上消化道大出血、血流动力学不稳定等),未经引流的气胸或纵隔气肿,严重腹胀,上气道或颌面部损伤、术后、畸形,不能配合 NPPV 或面罩不适等。

## 四、BiPAP 呼吸机基本通气模式简介

使用大型多功能呼吸机进行无创正压通气的模式原则上与有创通气的模式一样,这些已在上一节做过介绍。这里简单介绍一下 BiPAP 呼吸机的基本通气模式。

1. "S 模式" "S"是取"spontaneous"之意。事实上,在机械通气的众多模式中,并没有"S 模式",这里的"S 模式"事实上就是 PSV(+PEEP)的通气模式。最早伟康公司的 BiPAP 呼吸机以"S"键来表示这一模式选项。因此,现在习惯称之为"S 模式"。

2. "T 模式" "T"是取"timed"之意,实际上是 PCV(+PEEP)的通气模式。

3. "S/T 模式" 实际上是 PSV/PCV(+PEEP)的通气模式。自主呼吸频率大于预设频率时为 PSV 通气;自主呼吸频率小于预设频率时为 PCV 通气。

以上是 BiPAP 呼吸机的 3 种基本通气模式。现在的 BiPAP 呼吸机品牌不同,各自的通气模式表示方法和名称也不尽相同,但是其本质仍是这 3 种通气模式。

## 五、BiPAP 呼吸机基本参数简介

1. 吸气相气道正压(inspiratory positive airway pressure, IPAP) 相当于 PSV 或者 PCV 时的吸气压力,它与 EPAP 之差提供通气动力。现在的 BiPAP 呼吸机的吸气压力多能达到 $3.0\,kPa(30\,cmH_2O)$。

2. 呼气相气道正压(expiratory positive airway pressure, EPAP) 相当于 PEEP 的作用。

3. 呼吸频率(R)　在"T"和"S/T"通气时预设呼吸频率,为指令通气的预设呼吸频率。

4. 吸气时间百分比(Ti/Ttot)　在"T"和"S/T"通气时起作用,确定指令通气的吸气时间。

上述参数是 BiPAP 呼吸机的最基本参数,也是最早的 BiPAP 呼吸机的全部参数,但是随着 BiPAP 呼吸机的发展,又出现了很多新的参数,使 BiPAP 呼吸机的功能进一步完善,但是这些参数在不同品牌的 BiPAP 呼吸机有不同的表示方式,这里只做一般性介绍,不做分别介绍。这些参数包括以下。

(1) 压力上升时间(也作"压力上升斜率"):是每次吸气压力上升至 IPAP 所需要的时间,通常的 BiPAP 呼吸机上仅表示为 1、2、3、4……几个等级,数值越小表示上升时间越短。

(2) 压力延迟时间:是达到设定 IPAP 所需的时间。不同品牌的呼吸机每一等级表示的具体时间不同。

(3) 吸气触发灵敏度:多为流量触发,多数呼吸机在出厂时已予设定,现在也有部分品牌呼吸机表示为 1、2、3、4……几个等级,通常数值越小越敏感。

(4) 呼气触发灵敏度:实质上是吸呼气切换的水平,即 PSV 时吸气向呼气切换时的流速水平,一般在呼吸机出厂时已予设定为峰流速的 25%,现在也有部分品牌呼吸机有一定的变化范围,也以 1、2、3、4……几个等级表示。

(5) 最长吸气时间($T_{max}$):当由于漏气等原因吸气流速降不到设定值,导致吸气不能向呼气切换时,通过最长吸气时间停止供气,转为呼气。

## 六、使用面罩无创正压通气的一般步骤

1. 上机前准备

(1) 耐心宣教与指导:必须向患者和家属讲清此方法能帮助患者呼吸,以消除恐惧心理,取得患者和家属的同意和配合。

(2) 检查呼吸机:包括以下内容。

1) 呼吸机外观:呼吸机表面应干净、无灰尘及污渍;呼吸机进气口空气过滤网(海绵垫)应干净、无灰尘堵塞。

2) 连接电源,检查呼吸机能否正常运转,具有开机电路自检功能的呼吸机应能通过自检。

(3) 连接呼吸机外部管路:包括一根螺纹管和 BiPAP 接头,螺纹管应通畅、无积水;确认 BiPAP 接头的出气口通畅。

2. 呼吸机设置

(1) 选定通气模式。

（2）设置初始通气压力：为使患者能够接受无创通气、增加依从性，初始通气压力可以设置在较低的水平：IPAP可以设置在$0.8\sim1.0\,kPa(8\sim10\,cmH_2O)$，若患者依从性较差，还可酌情降低；EPAP根据患者情况设置。

（3）设置其他辅助参数（根据呼吸机品牌不同，参数内容各异）：包括呼吸频率、吸呼比、压力上升时间、吸气灵敏度、呼气灵敏度、延时升压时间、报警范围等。

3. 佩戴面罩

（1）选择适合患者面部大小的面罩型号，使面罩能够与患者面部贴合，并且处于面部中央，不能挤压患者眼部或者超出患者下颌。

（2）面罩吸氧孔接上输氧管（吸氧氧流量根据患者病情决定），将头带固定面罩，保持各头带用力均匀对称，使面罩处于患者口鼻正中位置。

（3）注意佩戴面罩时不可连接呼吸机管路，此时面罩开口是与大气相通的，患者处于面罩吸氧的状态。

4. 上机

（1）开机，呼吸机送气后将呼吸机管道与面罩连接。

（2）调整BiPAP接头出气口位置，使之朝向患者头部后方，既不直接吹向医护人员，也不吹向患者。

（3）检查面罩周围是否漏气，进一步调节面罩至恰好不漏气为止，既不过紧，也不过松。

5. 进一步调节氧流量和呼吸机参数　密切随访患者各项监测指标，使之基本符合患者病理生理改变，基本达到人-机同步。

6. 关机　先断开呼吸机管路与面罩的连接，再关闭呼吸机，最后摘除面罩。

## 第三节　经鼻高流量湿化氧疗

### 一、定义

经鼻高流量湿化氧疗（high flows through nasal cannulae，HFNC）是指通过一种高流量鼻塞持续为患者提供可以调控并相对恒定的吸氧浓度（21%～100%）、温度（31～37℃）和湿度的高流量（8～80 L/min）吸入气体的治疗方式。该治疗设备主要包括空氧混合装置、湿化治疗仪、高流量鼻塞以及连接呼吸管路（图6-1）。

### 二、HFNC和NPPV的异同点

HFNC和NPPV在治疗原理上存在许多相似之处。它们的工作原理都是电动涡轮

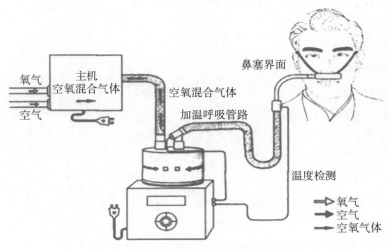

图 6-1　经鼻高流量湿化氧疗仪示意图

机驱动形成高速气流,通过电磁阀实现流量可控,气流均可加温加湿,都是传统意义上的正压通气,能够维持一定水平的 PEEP,实现气道开放,减少无效腔,改善通气,且允许开放气道发生漏气。

### 三、HFNC 临床适应证及禁忌证

HFNC 的适应证是轻中度低氧血症、没有紧急气管插管指征、生命体征相对稳定的患者;对轻度通气功能障碍(pH≥7.3)患者也可以谨慎应用,但要做好更换为 NPPV 或气管插管有创正压通气的准备。HFNC 的禁忌证是心跳呼吸骤停、重度 Ⅰ 型呼吸衰竭、中重度呼吸性酸中毒高碳酸血症(pH＜7.30)、合并多脏器功能不全等。

1. HFNC 的适应证

(1) 轻 中 度 低 氧 血 症 ( 100 mmHg ≤ PaO$_2$/FiO$_2$ ＜ 300 mmHg, 1 mmHg ＝ 0.133 kPa )。

(2) 轻度呼吸窘迫(呼吸频率＞24 次/min)。

(3) 轻度通气功能障碍(pH≥7.3)。

(4) 对传统氧疗或无创正压通气不耐受或有禁忌证者。

2. 相对禁忌证

(1) 重度 Ⅰ 型呼吸衰竭(PaO$_2$/FiO$_2$＜100 mmHg)。

(2) 通气功能障碍(pH＜7.30)。

(3) 矛盾呼吸。

(4) 气道保护能力差,有误吸高危风险。

(5) 血流动力学不稳定,需要应用血管活性药物。

（6）面部或上呼吸道手术不能佩戴 HFNC 者。

（7）鼻腔严重堵塞。

（8）HFNC 不耐受。

3. 绝对禁忌证

（1）心跳呼吸骤停，需紧急气管插管行有创机械通气。

（2）自主呼吸微弱、昏迷。

（3）极重度 I 型呼吸衰竭（$PaO_2/FiO_2 < 60\,mmHg$）。

（4）通气功能障碍（$pH < 7.25$）。

## 四、HFNC 参数设置及撤离标准

### （一）HFNC 参数设置

1. I 型呼吸衰竭　气体流量（flow）初始设置 30～40 L/min；滴定 $FiO_2$ 维持脉氧饱和度（$SpO_2$）在 92%～96%，结合血气分析动态调整；若没有达到氧合目标，可以逐渐增加吸气流量和提高 $FiO_2$ 最高至 100%；温度设置范围 31～37℃，依据患者舒适性和耐受度，以及痰液黏稠度适当调节。

2. II 型呼吸衰竭　气体流量（flow）初始设置 20～30 L/min，根据患者耐受性和依从性调节；如果患者二氧化碳潴留明显，流量可以设置在 45～55 L/min 甚至更高，达到患者能耐受的最大流量；滴定 $FiO_2$ 维持 $SpO_2$ 在 88%～92%，结合血气分析动态调整；温度设置范围 31～37℃，依据患者舒适性和耐受度，以及痰液黏稠度适当调节。

### （二）HFNC 撤离标准

原发病控制后逐渐降低 HFNC 参数，如果达到以下标准即可考虑撤离 HFNC：吸气流量 < 20 L/min，且 $FiO_2 < 30%$。

（顾宇彤　徐晓波　王葆青）

**参考文献**

1. 中华医学会重症医学分会. 机械通气临床应用指南（2006）[J]. 中国危重病急救医学，2007,19(2):8.

2. 中华医学会呼吸病学分会等. 成人经鼻高流量湿化氧疗临床规范应用专家共识[J]. 中华结核和呼吸杂志，2019,42(2):83-91.

3. 中国医师协会体外生命支持专业委员会. 成人体外膜氧合循环辅助专家共识[J]. 中华医学杂志，2018,98(12):886-894.

# 第七章 围心脏骤停期心律失常的识别与治疗

## | 第一节 | 概述

心律失常是一种常见的临床表现,它是心脏电活动的节律、频率、起源部位、激动顺序与传导速度异常(兴奋或抑制)的结果。引起心律失常的原因很多,无论心脏有否器质性病变,均可能发生心律失常,尤其是发生于围心脏骤停期的心律失常,甚至可能危及生命。围心脏骤停期心律失常(peri-arrest arrhythmias,PAA)是指发生于心脏骤停之前或初始心肺复苏之后的心律失常。心脏骤停患者通常有基础心脏疾病,如冠心病、瓣膜性心脏病、心肌疾病、心力衰竭及心脏离子通道病等,疾病本身可能诱发心律失常,而在心肺复苏过程中的一些病理生理情况,如心肌缺血/缺氧、酸中毒、电解质紊乱(特别是高钾血症)、体温过低、应用大剂量心脏兴奋剂以及缺血-再灌注损伤等也可能促发或加重心律失常。在围心脏骤停期,应采取预防其他潜在的严重心律失常及其发生的最适治疗。对于基本生命支持(BLS)复苏成功的患者,如果未能及时、正确地诊断或处理此类心律失常,则可能导致再次心脏骤停;在进行高级生命支持(ACLS)时,也可能面临各种危及生命的心律失常。因此,心律失常既是心脏骤停的原因,也是心脏骤停抢救过程中的重要并发症。在 BLS 复苏成功后,致命性心律失常也是 ACLS 的重点和心肺复苏失败的主要原因。在围心脏骤停期,致命性心律失常主要是指导致血流动力学不稳定或潜在使血流动力学不稳定的快速心律失常和缓慢心律失常,急救人员对此应迅速采取相应的急救措施。本章结合最新《心肺复苏及心血管急救指南》相关内容,主要介绍围心脏骤停期心律失常的急诊识别和救治。

## 一、心律失常的发生机制

### (一) 心律失常的分类

心律失常在临床上可按心率的快慢分为快速型心律失常与缓慢型心律失常两大类;

也有按心律失常引起循环障碍的严重程度及预后而将其分为致命性、潜在致命性和良性三大类;尚有按心律失常发生机制分为冲动发生异常、冲动传导异常以及冲动发生与传导异常而进行分类,这种方法不完全适合临床的应用。临床上,通常以心率的快慢来大致分类,更切合临床实际。

围心脏骤停期常见心律失常的分类如下。

1. 快速心律失常

(1) 窄 QRS 波心动过速:

1) 窦性心动过速。

2) 房性心动过速。

3) 心房扑动(房扑)/心房颤动(房颤)。

4) 室上性心动过速(室上速)(房室交界性、房室/房室结折返性心动过速)。

5) 特发性分支型室性心动过速(室速)。

(2) 宽 QRS 波心动过速:

1) 室速(单形性、多形性或尖端扭转型)。

2) 心室扑动(室扑)/心室颤动(室颤)。

3) 室上速伴室内传导阻滞(束支阻滞、室内差异传导或传导延迟)。

4) 预激性心动过速(室上速、房速、房扑/房颤伴旁道前向传导)。

5) 室性起搏心律。

2. 缓慢心律失常

(1) 无脉性电活动(电-机械分离)。

(2) 心室停搏。

(3) 病态窦房结综合征。

(4) 房室传导阻滞(Ⅰ/Ⅱ/Ⅲ度房室传导阻滞)。

(二) 心律失常的发生机制

快速心律失常大都由一种或一种以上的原因导致,包括冲动发生异常和冲动传导障碍,或两者兼有。前者指自律性异常,后者则指折返形成,也是心律失常最常见的机制。

1. 冲动发生异常　分为自律性异常和触发活动两类。

(1) 自律性异常:可分为正常自律性改变和异常自律性形成两种。①正常自律性改变:窦房结的正常自律性活动受自主神经的调控,如迷走神经活性加强,可减慢甚至停止窦房结的起搏功能;若交感神经活性加强,则提高窦房结的自律性。若窦房结的正常自律性受抑制,其优势起搏点 4 相除极过快或过慢,冲动发放节律不当则引起正常自律性改变,可能导致窦性心律失常和逸搏心律。②异常自律性形成:心房肌和心室肌并非自律性快反应细胞和具有自律性的浦肯野纤维快反应细胞,若各种原因使其膜电位降低到 $-60\sim-50$ mV 时,便会出现自律性异常,表现为自律性增高。窦房结和异位起搏点的自律性增高多见于内源性或外源性儿茶酚胺增多、电解质紊乱(如高血钙、低血钾)、缺血/缺氧、机械效应(如心脏扩大)以及药物(如洋地黄)等病理生理状态。临床上,可能发生房室交界性或心室自主节律、平行收缩、房性或室性快速心律失常。

(2) 触发活动(triggered activity):与心肌细胞复极异常有关。在复极过程中,后除极达到一定幅度时便会触发早期动作电位的"阈值",从而产生由一次动作电位后除极所引起的异常冲动,是继发于前一次动作电位复极过程中或复极完毕后的阈下除极。根据其出现的时间分为早期后除极(early after depolarization,EAD)和延迟后除极(delayed after depolarization,DAD)。EAD 是发生在动作电位第 2 相或第 3 相复极期出现的振荡性除极,可诱发单个或多个动作电位;膜电位甚至不出现明显复极化,只停留在平台期水平,也可引起持续性触发激动。DAD 是发生在动作电位完全复极或接近完全复极时继发的后除极,可触发一次或一系列异常的动作电位。触发活动常发生在不同原因所致的心肌细胞复极过程显著延长时,如局部儿茶酚胺浓度增高、低血钾、高血钙、洋地黄中毒以及浦肯野纤维牵拉性损伤等,在心房、心室或希氏-浦肯野组织水平能看到触发活动;连续的触发激动即可形成阵发性心动过速。

2. 冲动传导障碍　分为单纯性传导障碍和折返激动两类。

(1) 单纯性传导障碍:包括传导减慢、传导阻滞和单向传导阻滞等。心脏的正常冲动在传导系统中的不同部位向下传导减慢或阻滞,如窦性传出阻滞、房室结阻滞、束支阻滞以及希氏束内或以下阻滞。特殊情况下,可在传导通路上的一部分发生单向传导阻滞而使心脏冲动沿该通路的另一部分缓慢下传,而又逆行重返原处。单向传导阻滞的发生可能与邻近细胞有效不应期长短不一,或与心肌细胞和解剖结构特别或心肌受损后的病理性递减传导有关。

(2) 折返激动:折返是发生快速心律失常的最常见机制。它是指一个冲动经传导通路下传后,又可顺着另一条通路返回原处,如此反复运行,建立起折返环或自主循环运动。形成折返的基本条件:①解剖结构上或功能上形成电生理的不均一性(即传导性或不应性的差异),形成折返回路的顺传支和逆行支;②冲动传导途径中有单向传导阻滞区;③逆传的激动时程必须比原已兴奋的心肌不应期要长,这样逆传的激动到达该处心肌时,激动不落在有效不应期内,又可重新兴奋。这样一个冲动就会反复激动心肌,导致快速型心律失常。如单次折返引起一次早搏,连续折返则可引起阵发性心动过速、扑动或颤动。折返性心律失常可由早搏启动和终止,也能由快速刺激终止(称为超速抑制)。

3. 冲动发生+冲动传导异常　形成平行收缩心律。某一异位起搏点周围有传入或传出阻滞保护,不受邻近激动波的影响,始终保持自身的除极规律,不受窦房结的影响而能间断性地发出冲动兴奋周围心肌,这样造成心脏受两个并存起搏点的支配,形成平行心律。临床上,表现为快、慢不等的各种心律失常。

4. 分子机制　即离子通道病,与分子遗传有关。心脏离子通道病是指编码心肌细胞主要离子通道亚单位的基因突变,导致离子通道功能异常的一组遗传性疾病。临床表现以恶性室性心律失常和猝死为特征,常无心脏结构解剖学异常,多数为常染色体显性或隐性遗传。常见以下临床类型。

（1）长 QT 间期综合征（long QT syndrome，LQTS）：钾离子通道（KCNQ1、KCNH2、KCNE1 和 KCNE2）。钾离子通道突变 LQT1 和 LQT2 最为常见。基因突变使钾离子通道失活，APD 延长，形成延迟后去极，演变为尖端扭转型室速，易于演变形成室颤。钠离子通道突变（INa，SCN5A）可导致 LQT3。

（2）短 QT 间期综合征（short QT syndrome，SQTS）：由于钾离子通道（KCNH2、KCNQ1、KCNJ2）也可因基因突变而获得功能突变，钾电流上调，钾离子外流加强使动作电位时限缩短，从而使心肌的复极过程加速而缩短，呈现 SQTS。复极过程缩短，可由折返机制形成快速室性心律失常，进而发生室颤倾向。

（3）Brugada 综合征：为钠离子通道基因 *SCN5A* 突变，使钠离子通道功能减弱而瞬间外向钾电流（*I*to）相对优势，心外膜下动作电位时限明显缩短，导致动作电位平台期的不均一性，引起明显的去极化和不应性的离散，形成 2 相折返引起室性心律失常。

（4）儿茶酚胺敏感性多形性室速（catecholaminergic polymorphic ventricular tachycardia，CPVT）：也称家族性 CPVT，发生于无结构性心脏病和相关综合征的患者，通常为青少年期发病，但也可于成年后首次发病。患者可能有青少年猝死或应激诱发晕厥的家族史。目前发现，该病有两种基因突变：心脏兰尼碱受体（ryanodine receptor，*RyR2*）基因（常染色体显性遗传）和钙调蛋白 2（*CASQ2*）基因（常染色体隐性遗传）。这两种突变似乎均能诱发舒张期肌质网释放钙离子，导致细胞内钙超载，继而导致延迟后除极和触发活动，诱发室速和室颤。值得注意的是，仅 50%～70% 的患者有这两种基因突变，表明可能还有其他基因参与其中。

## 二、心律失常的临床表现

心律失常的临床表现主要取决于它是否导致有效心搏出量或心输出量的下降，即对血流动力学影响的结果。当心输出量下降时，临床上可能出现心悸、胸闷、气急、呼吸困难、头晕、黑朦等症状；发生血流动力学不稳定时，可能出现晕厥、低血压或休克、急性心力衰竭或肺水肿，以及心绞痛或急性心肌梗死甚至心脏骤停；血流动力学稳定者可能症状轻微，但并不排除有致命风险。医师在接诊时，应询问发作初始有无诱因、发作时的心率与节律、发作起止与持续时间、发作时的伴发症状以及既往有否心脏病史、药物治疗史等；还应该注意判断心律失常与上述症状的因果关系，尤其要注意有无易患因素如电解质紊乱（低血钾）、应用洋地黄、排钾利尿剂及其他可能产生不良反应的药物等。

评估心律失常的严重程度主要根据患者当时的症状和体征、血流动力学是否稳定。体格检查时应着重评价心律失常对血流动力学的影响，从而判断其严重程度。应注意患者的循环状态（如血压、神志、肤色、面容、尿量等）及心功能状况（心力衰竭的症状和体征）。若患者就诊时已处于神志丧失和无脉状态，应立即予以心肺复苏，开展 BLS 的急救流程而无需例行常规系列检查,以免延误救治时机。

## 三、心律失常的识别及评估

### (一) 心律失常的识别

对心电图(ECG)心律失常的判读和识别是确诊心律失常性质的关键。在围心脏骤停期,所有患者如条件允许均应做 12 导联 ECG 检查,并尽快判读和识别有否致命性心律失常,及时给予恰当处理。一般而言,ECG 的识别要通过分析其节律与频率、形态学改变(P 波、PR 间期、QRS 波群、ST - T 改变、QT 间期等)及有否动态演变等,结合病史和临床表现,最终得出诊断结论。进行 ACLS 的急救人员应根据 ECG 的心率、节律及形态学改变以及其他相应的 ECG 诊断标准,尽快判读和识别快速或缓慢心律失常。急症情况下,对绝大多数心律失常患者,通过病史询问、体格检查及 ECG 检查,可以做出正确的诊断。

1. 病史　心搏骤停患者复苏后大多处于昏迷状态,无法提供现有和既往疾病史。接诊医师应在患者恢复自主循环后,向能够提供病史信息的人员(如家属、目击者和急救人员等)了解情况,以尽快明确病因。应注意了解发作初始的情况、诱因、既往心脏病史等,特别注意易患因素(如低血钾)及相关药物治疗史(洋地黄、利尿剂及抗心律失常药物等)。若是反复发作的心律失常,则应了解每次发作的症状、持续的时间、终止发作的规律、接受过何种治疗措施及其效果如何。与心律失常有关的症状如心悸、乏力、头晕、胸闷、呼吸困难、晕厥或近乎晕厥等,往往可以提供主要诊断线索。

2. 体格检查　旨在评估循环和终末器官灌注情况。首先,要注意患者的循环状态,如血压、脉搏、神志、肤色(如淡红、花斑样或冰冷)、面色及尿量等。闻及异常心脏杂音或额外心音提示心源性病因。心肺复苏后应该会很快出现心动过速,心动过缓提示心脏反应异常、缺氧或严重代谢紊乱(如电解质异常)。若接诊时患者已处于神志丧失和无脉状态,应先进行 BLS,无须先行 ECG 或其他常规检查。在体格检查时,应注意有无心力衰竭体征及其他合并症(如栓塞征象)。

3. ECG 检查　是确定心律失常性质的关键。为了能够根据 ECG 或心电监测记录尽快做出正确诊断,急救人员宜参照 ECG 的有关诊断标准,按步骤进行分析:心率是否加快或减慢→心律是否规则→QRS 波群是宽还是窄→P 波与 QRS 波群的关系如何→QT 间期长短以及其他心电异常情况。

### (二) 心律失常的评估

在围心脏骤停期,应结合患者的临床表现、心律失常类型以及对治疗的反应进行整体临床情况简要评估,才有可能尽早成功实施心肺复苏。医师应尽快评估患者的临床状况(或血流动力学)是否稳定,最重要的是评估有否出现严重血流动力学障碍表现,包括低血压、低血氧、呼吸急促、提示心肌缺血的胸痛、休克和(或)意识水平下降等不稳定状况,即重要器官功能急剧受损,或正在或即将发生心脏骤停。如果血流动力学不稳定,紧急心脏复律前可以仅分析心律长条图而不必要行 12 导联 ECG。如血液动力学稳定,仅为症状性心律失常,没有即刻致命危险,则有更多时间决定最合适的治疗措施。同时,确定患者不稳定的病因也极其重要。这些初步评估信息对后续处理至关重要。

此外,基于对血液动力学的影响程度和临床后果,心律失常主要分为两类:恶性与非恶性心律失常。前者发作时,可引起严重的血流动力学障碍,有随时致命的危险,故也称致命性心律失常;后者通常血流动力学稳定,无症状或症状轻微,一般不危及患者生命,预后良好。心肺复苏成功后最常见的恶性心律失常是室性心动过速(包括多形性室速或尖端扭转型室速)和室颤,如处理不及时或不当,仍可再次发生心脏停搏而降低心肺复苏的成功率。一般认为,恶性心律失常是指恶性室性心律失常,是心脏性猝死的主要原因之一。它包括两方面的含义:其一,通常有器质性心脏病,特别是心肌缺血和心功能不全;其二,具有心律失常本身的致命性特点。恶性室性心律失常通常发生于器质性心脏病患者,如急性冠状动脉综合征(不稳定型心绞痛与急性心肌梗死)或陈旧性心肌梗死、原发性心肌病(含致心律失常性右室心肌病)、长/短 QT 综合征及 Brugada 综合征、各种原因所致的心脏扩大及低心输出量等。有少数也可见于无器质性心脏病或电生理异常者。恶性心律失常的一般特征:①单形性室速,心室率＞230 次/min;②心室率逐渐加速的室速,有发展成室扑或(和)室颤的倾向;③室速伴有血流动力学障碍,出现低血压、休克、左心衰竭及晕厥等;④多形性室速(含尖端扭转型室速),发作时伴有晕厥;⑤特发性室扑或(和)室颤。此外,预激综合征并发房颤或房扑伴旁道前向传导呈宽 QRS 波心动过速时,极易发生血流动力学障碍,甚至演变为室颤,也应将其视为致命性心律失常。

## 四、心律失常的治疗

### (一) 治疗原则

围心脏骤停期心律失常最重要的治疗原则即基于心律失常性质和临床评估的治疗。2010 年以来,国内外的心肺复苏和心血管急救指南均强调心律失常性质及临床评估的重要性,其核心是基于血流动力学状况。依据低心输出量的临床证据(苍白、出汗、四肢发凉、意识障碍及低血压)、极度心动过速(心率＞150 次/min)或过缓(心率＜40 次/min),以及心力衰竭等不良症状或体征,可以指导绝大多数患者的治疗策略:①对恶性心律失常或严重血流动力学障碍者,应首先采取终止心律失常发作的措施;②对非恶性心律失常,尤其是室上性心律失常如快室率房颤或房扑等,应在治疗心律失常的同时,积极改善血流动力学状况;③对不稳定型心律失常持续存在或复发者,应使用抗心律失常药物;④对心搏骤停后恢复自主循环者不常规使用或预防性使用抗心律失常药物,即便在心肺复苏过程中用过这类药物。此外,对病因和诱因的治疗也很重要,治疗基础心脏病和去除可能的诱因或潜在病因(如电解质紊乱、急性心肌缺血和中毒等)均有助于心律失常的终止或控制。

（二）治疗方法

围心脏骤停期心律失常的急救治疗主要包括抗心律失常（及其他）药物、心脏直流电复律及心脏起搏治疗三大方法。然而，各种抗心律失常治疗措施，如物理方法、药物或电治疗也有潜在的致心律失常作用，而且应用大剂量或多种抗心律失常药物进行治疗有可能导致心肌抑制和低血压，使心律失常或临床状况恶化。因此，在确定抗心律失常治疗策略时必须审慎对待。此外，吸氧、纠正内环境（水、电解质及酸碱平衡）紊乱也均是有益的辅助治疗方法。

1. 抗心律失常药物　该类药物在转复快速心律失常为窦性心律时比电复律起效慢，疗效也不十分可靠。对血流动力学稳定者，可试用药物治疗；一旦出现血流动力学障碍，应立即予以电复律。对不需立刻行电复律者，应重点检查评估血流动力学及心功能状态。若患者出现心力衰竭征象，应谨慎应用抗心律失常药物，因为有些抗心律失常药物可能使心功能恶化，加重心力衰竭。胺碘酮和利多卡因对左室功能的影响较小，故胺碘酮是目前治疗快速心律失常的主要药物，若其效果不佳，应尽早采用电复律方法。一般而言，应用抗心律失常药物不应超过1种，若单一足量抗心律失常药物不能终止发作，应尝试使用电复律，而不宜加用其他抗心律失常药物。

2. 心脏直流电复律　这是一种比较安全可靠的复律方法。心脏同步电复律是转复快速心律失常为窦性心律的最有效方法，推荐用于治疗临床或血流动力学不稳定的室上速、房扑/房颤以及单形性室速。电击可以通过打断导致心律失常的潜在折返路径而终止其持续发作。如果用于转复房性或室性快速心律失常，电击时其同步化应位于QRS的R波上而不是在T波上，以免诱发室颤；在重复电击时，除颤器的同步化模式必须重新设置或确认。若用于室颤，应采用非同步化模式进行电复律。对多形性室速如尖端扭转型室速或儿茶酚胺源性室性心动过速（catecholaminergic polymorphic ventricular tachycardias，CPVT），除颤仪通常不能同步化，必须与室颤一样用高能量非同步电击复律。若不能确定室速性质且临床情况不稳定，也应先给予高能量非同步电击复律，以免延误治疗。若病情危急需要电复律而又无法同步化时，则应以较高能量（即除颤能量）进行非同步电击。情况允许时，在电复律前可以先建立静脉通路，意识清醒的患者应给予麻醉或适当镇静。

3. 心脏起搏　对无脉性心电活动/心搏停止的患者，不推荐常规使用阿托品或进行体外心脏起搏；心脏临时起搏对心室停搏型心脏骤停无效，而且可能延误或中断胸外按压。对有症状或病情不稳定的心动过缓者，阿托品或第二线药物治疗无效时选择经皮心脏起搏是一种简便、可靠、合理的治疗方法。如果患者病情不稳，可以考虑立即起搏。如果患者对药物或经皮起搏没有反应，可以采用经静脉起搏。若无起搏条件，推荐静脉注射心脏变时激动剂替代体外起搏，同样有治疗效果。

## 第二节 快速心律失常

心动过速尤其是窦性心动过速是围心脏骤停期的一种病理生理过程和反应。快速心律失常是指心率＞100 次/min 的心律失常,临床意义在很大程度上取决于其性质、心率是否≥150 次/min、有无左室功能障碍等情况。根据心动过速时 QRS 波时限、频率及节律等可大致分为窄 QRS 波心动过速和宽 QRS 波心动过速(如本章第一节所述)。

### 一、快速心律失常的初始评估与处理

对快速心律失常的评估和处理参见流程图 7－1。若患者临床状况稳定,在建立静脉通路、心电监护和评估血压的同时,应及时进行 12 导联 ECG 检查,识别心律失常性质,是否为宽 QRS(时限≥120 ms)心动过速,必要时可以咨询专家意见并确定治疗方案。此外,还应进一步评估患者的临床状态和识别心动过速的可能潜在病因。若患者病情不稳定,则应立即予以电复律。

(一) 初始评估

由于低氧血症是心动过速的常见原因,因此对快速心律失常的初始评估还应重视有否增加呼吸做功的体征及血氧饱和度的监测。若经吸氧及气道支持与通气后患者的临床状态仍不稳定,应评估其临床不稳定程度及是否与心动过速有关。

1. 确定患者体征是否稳定　例如,血流动力学不稳定者表现为持续性缺血性胸痛、神志突然改变、低血压、休克体征或者急性肺水肿证据;寻找低氧血症和呼吸困难的体征,如呼吸频率增加、三凹征、腹式反常呼吸和低氧饱和度的体征等。

2. 确定心动过速的类型　是否为窦性节律? QRS 波群宽窄如何? 节律是否规则? 在紧急情况下,按照 ACLS 处理流程评估可能无法确定特定节律,但通过对心电图的有序诊断评估即可明确,有助于选择适当的处理方法。

(二) 处理方法

依据上述快速心律失常的识别与临床评估,以及对血液动力学的影响,决定治疗策略。

(1) 若体征不稳定且与心动过速有关,应立即行心脏电复律,除非节律为窦性心动过速。部分室上性心动过速病例可能对立即静脉推注腺苷(6～12 mg)有反应,无须作心脏电复律。

(2) 若快速心律失常的心室率＜150 次/min 且无心功能障碍征象,心动过速更可能是继发性的,而非导致病情不稳定的病因。对规则的窄 QRS 室上性心动过速者,若无血流动力学不稳定表现,在准备同步电复律前可先试用腺苷、钙离子通道阻滞剂等

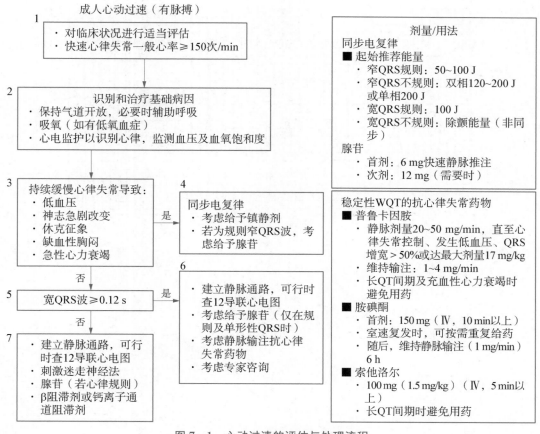

图 7 - 1　心动过速的评估与处理流程

药物治疗方法。

（3）若患者体征不稳定，伴有疑似心律失常相关的严重体征和症状（如急性意识状态改变、缺血性胸部不适、急性心力衰竭、低血压或休克等其他征象），应立即实施心脏电复律（意识清醒者先用镇静剂）。在规则的窄 QRS 心动过速伴不稳定症状或体征的选择性患者中，可于电复律前考虑尝试腺苷治疗。

## 二、宽 QRS 波心动过速

### （一）定义

宽 QRS 波心动过速（wide QRS tachycardia，WQT）指 QRS 时限≥120 ms、频率＞100 次/min（通常≥150 次/min）、节律规则或基本规则、伴或不伴有血流动力学障碍的发作性快速心律失常。它是极其重要的心律失常急症，也是急救及医护人员常见的诊断与鉴别难题，误诊率较高。下列为临床常见的宽 QRS 波心动过速（图 7 - 2～7 - 5）。

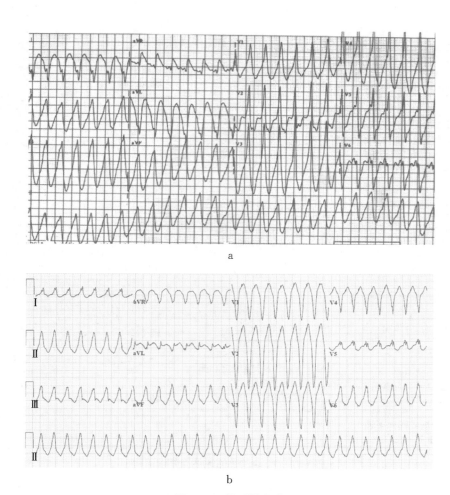

图 7 - 2　单形性室速

注：a、b. QRS波宽大均一，有时称为"单灶性"室速，多见于器质性心脏病患者如冠心病、心肌病，或可发生于无明显心脏病患者（特发性）。

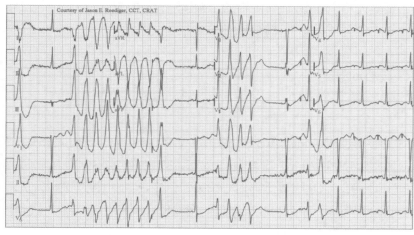

a

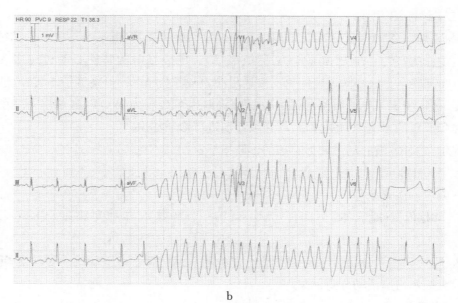

b

图 7 - 3　多形性室速

注：a. QRS 波形态各异，节律混乱无序；b. QRS 波尖端围绕基线轴上下扭转波动，也称"尖端扭转型室速"。

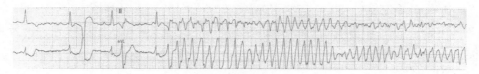

图 7 - 4　心室颤动

注：QRS 波由尖端扭转型室速演变为波浪状颤动波，基线游走不稳。

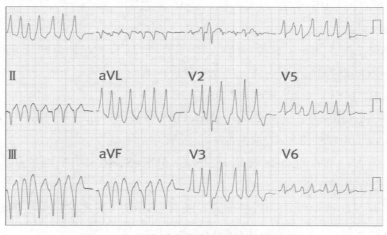

图 7 - 5　预激并发快室率房颤伴旁道前传

注：预激性 QRS 波宽大畸形不一，节律绝对不齐。

（二）诊断和识别

围心脏骤停期 WQT 最常见的原因为快速室性心律失常（占80%～90%），往往表现为反复发作的室性心律失常风暴（又称电风暴）。电风暴时的室性心动过速多表现为WQT，而某些室上性心动过速伴束支传导阻滞、心室内差异传导、经旁道下传、心肌弥漫性病变、药物中毒或电解质紊乱（如低血钾）等时也可表现为 WQT，甚至也可能引起心脏骤停和严重的血流动力学异常，故必须谨慎进行诊断和识别。

提示宽 QRS 波心动过速为室速的诊断指标：

1. 病史（提示器质性心脏病）　冠心病（心肌梗死）、心肌病变、充血性心力衰竭、药物中毒或电解质紊乱等。

2. 体格检查（提示房室分离）　大炮音、第一心音变异、每搏间（beat-to-beat）收缩压变异。

3. 胸片与超声心动图（提示器质性心脏病）　心脏扩大、室壁瘤或活动异常，超声心动图检查提示房室活动分离征象。

4. 心电图

（1）传统诊断标准如图 7-6 所示。

1）房室分离，室性融合波，心室夺获。

2）电轴：显著左偏（−30°）或极度右偏（−90°～±180°），LBBB 型＋电轴右偏。

3）QRS 波时限：RBBB 型时＞140 ms，LBBB 型时＞160 ms（但应除外预激及用过Ⅰc 类抗心律失常药物）。

4）QRS 形态：

A. RBBB 型：

a. V1：单相或双相 QRS 波（qR、QR、RS、Rs）或呈左兔耳型（Rr′）。

b. V6：呈双相 QRS 波（rS 或 QR 型），或 R/S＜1。

B. LBBB 型：

a. V1/V2：r 波＞30 ms，S 波有切迹，R−S 间期（从 R 波起始处到 S 波的最低点）＞60 ms，若 R−S 间期＞100 ms 则高度提示室速。

b. V6：qR 型（小 q 波，大 R 波）或 QS 型。

C. V1～V6：QRS 波正向或负向一致型（QRS 主波同时向上或向下）。

（2）Brugada 4 步法诊断标准如图 7-6 所示。

第 1 步：若 V1～V6 的 QRS 波均无 RS 波（包括 rS、Rs）图形，则诊断为室速（敏感度为 21%，特异度 100%）。

第 2 步：若 V1～V6 有 RS 波，任一胸导联 R−S 间期（从 R 波起点至 S 波最低点）＞100 ms，则诊断为室速（敏感度 82%，特异度 98%）。

第 3 步：若有房室分离，则诊断为室速（敏感性 82%，特异性 98%）。

第 4 步：① RBBB 型时，V1 呈 R、qR、Rs，同时 V6 呈 QS，或 R/S＜1；② LBBB 型时，

V1 或 V2 的 R 波宽度＞30 ms，或 R-S 间期＞60 ms，同时 V6 呈 QR 或 QS，则诊断为室速。

　　虽然病史和临床表现有助于鉴别诊断，但无法进行确诊。1991 年提出的 Brugada 4 步法对室速具有确诊价值（敏感度 99％，特异度 97％），但在逆传型房室折返性心动过速（预激性 WQT）或室上性心动过速伴束支传导阻滞时有较高的误诊率。2007 年，Vereckei 等提出新的 4 步法和 aVR 导联法用以鉴别 WQT，其准确率分别可达 90％和 92％。上述方法均将有无房室分离作为鉴别的重要依据，但应注意少数室性心动过速伴室房逆行传导时也可表现为房室不分离，而房室结折返性心动过速在以不同比例或不同速率逆传心房和下传心室时，却可表现为房室分离的假象，故必要时心电生理检查仍是确诊 WQT 的"金标准"（图 7-6）。

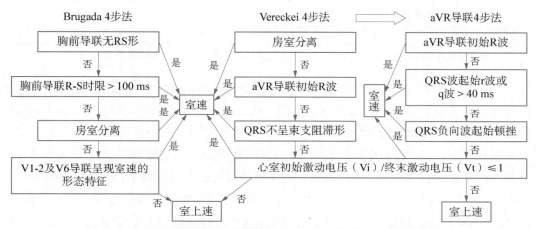

图 7-6　WQT 的鉴别诊断标准：Brugada、Vereckei 及 aVR 导联 4 步法

（三）治疗

　　WQT 的治疗策略有赖于对患者心律失常的特异性诊断和血流动力学状况的评估（图 7-1），主要处理流程与原则为：①应确定患者血流动力学状况稳定与否。不稳定的 WQT 应视为室速，立即给予心脏电复律；若为多形性室速或恶化为室颤，应立刻给予非同步电击除颤。若患者情况稳定，应行 12 导联心电图以评估心律性质，尽可能明确 WQT 性质，必要时咨询专家；期间任何时间出现不稳定状况，均应尽快进行心脏电复律。②应确定 WQT 心律规则与否。规则的 WQT 可能是单形性室速或室上性心动过速伴室内差异传导，而不规则者可能为房颤伴差异传导、预激房颤伴旁路前向传导或多形性室速/尖端扭转型室速。③应考虑抗心律失常药物的不良反应。抗快速心律失常药物常有不同程度的降血压、抑制心肌收缩的作用，在使用该类药物时应考虑维持安全水平的血压、对心功能的影响及其致心律失常作用。若药物导致低血压或心功能障碍（心力衰竭），应立即停药并行电复律。当单一抗心律失常药物治疗无效时，应考虑选择心脏电复律，因应用 2 种以上的抗心律失常药物易于发生心动过缓、低血压、尖端扭转型室速等不良反应。

1. 血流动力学稳定的 WQT　2020 年,《美国心脏协会心肺复苏和心血管急救指南》对血流动力学稳定的 WQT 药物治疗和电治疗作了新的推荐(表 7-1)。

表 7-1　血流动力学稳定的 WQT 的治疗

| 方式 | 推荐建议 | COR | LOE |
|---|---|---|---|
| 药物治疗 | (1) 当规则的单形性 WQT 未明确诊断时,可考虑静脉注射腺苷诊断性治疗 | 2b | B-NR |
| | (2) 可考虑静脉给予胺碘酮、普鲁卡因酰胺或索他洛尔治疗 | 2b | B-R |
| | (3) 任何 WQT 均不应给予维拉帕米治疗,除非已知为室上性来源且不经旁道传导 | 3:有害 | B-NR |
| | (4) 对血流动力学不稳定、节律极度不规则或多形性的 WQT,不应给予腺苷治疗 | 3:有害 | C-LD |
| 电治疗 | 若药物治疗无效,心脏电复律或紧急咨询专家是适当的 | 2a | C-LD |

注:COR,推荐等级;LOE,证据水平;B-R/NR,B级-随机/非随机证据;C-LD,C级-有限数据。

(1) 室上性 WQT:快速室上性心律失常伴有室内差异性传导、原有束支或室内传导阻滞时也呈 WQT。若血流动力学稳定,按一般室上速来对待处理,首选药物治疗,可静脉应用腺苷或维拉帕米作为一线药物,索他洛尔、普罗帕酮、氟卡胺作为次选药物。

腺苷可以短暂减慢心率或转复为窦性心律,能有效终止房室(结)折返性室上速,但一般对快速房性心律失常无效。因腺苷的半衰期较维拉帕米短得多,对血压的影响短暂而有限,故其对治疗室上性 WQT 较维拉帕米更为安全,对单形性室速则不产生心律效应(极个别特发性室速除外)且血流动力学易于耐受,对血流动力学稳定、性质未明的规则的单形性 WQT 也是相对安全的,很少发生血流动力学恶化。腺苷延缓房室结传导的效应短暂,加之缩短心肌和旁道不应期,故不宜用于血流动力学不稳定、多形性和心律极度不规整的 WQT 患者以及房颤的治疗。其组织不应期缩短效应可加速多形性室速及经旁道前传的房颤/房扑的心室率,有进化为室颤的风险。因此,该药不建议用于血流动力学不稳定的患者或心律极不规整或多形性 WQT 的治疗。

钙离子通道阻滞剂维拉帕米具有减慢房室传导、缩短旁道不应期及负性肌力和扩血管作用,能有效治疗非旁道参与的室上性 WQT,但其负性肌力和降压效应可加速预激性房颤和房扑、使室速不稳定。其他一些治疗室上速的常用药物如地尔硫䓬)、β 受体阻滞剂也有类似的需要注意之处。

(2) 室性 WQT:对确诊或疑诊为室性 WQT 的患者,静脉应用抗心律失常药物和选择性电复律均可以作为首选治疗策略,并可用于预防 WQT 复发。静脉给药首选胺碘酮、普鲁卡因胺或索他洛尔。利多卡因作为次选用药应列于胺碘酮、普鲁卡因胺、索他洛尔和 β 受体阻滞剂之后。若经药物治疗无效,应考虑电复律或专家咨询处理。

利多卡因是一种相对"窄谱"的抗心律失常药物,对室上速无效;对血流动力学稳定的单形性室速的疗效不及更"广谱"的胺碘酮、普鲁卡因胺、索他洛尔;但对伴发于急性心肌梗死的单形性室速敏感且有效,能不同程度地终止和预防发作,在血流动力学稳定下可考虑作为一线用药。

胺碘酮可用于治疗室性和室上性 WQT,对预防复发性单形性室速或治疗缺血性、心功能障碍的难治性室性心律失常也有效。胺碘酮可按首剂 150 mg 静脉推注(10 min),首剂应用更大剂量(300 mg)可能增加低血压的发生率,最大剂量 2.2 g/24 h。胺碘酮、普鲁卡因胺及索他洛尔之间的疗效鲜有比较,但应避免普鲁卡因胺和索他洛尔用于长 QT 间期和心力衰竭,以及胺碘酮用于预激性心律失常的患者,或谨慎联合用药。因为任一此类药物都有可能加重 WQT 病情,使之转为频率更快、血流动力学不稳定、甚至更恶性的心律失常。

(3) 未定性 WQT:对节律性质不明确的 WQT,不论其血流动力学稳定性如何,初始处理原则宜按室速对待。若血流动力学稳定,可尝试经验性应用 I 类和 III 类抗心律失常药物,如普鲁卡因胺、胺碘酮及索他洛尔等,对室性和室上性 WQT 均有效,也可直接进行心脏电复律。对规则的单形性 WQT,可尝试静脉注射腺苷进行诊断性治疗,但不宜应用维拉帕米,除非能除外室速或明确为室上速,因其在室速患者中可能导致严重的低血压反应。对不稳定、不规则或多形性 WQT,禁忌使用腺苷、β 受体阻滞剂和钙通道阻滞剂,因其均可能使室速、预激性快速房性心律失常恶化。腺苷有促使这类心律失常演变成室颤的危险。鉴于胺碘酮对绝大多数的室上速有效,故对不稳定的未定性 WQT 是一种有效的可选药物。

(4) 顽固性 WQT:对药物治疗无效的顽固性 WQT,电击除颤既可以用于一线治疗,也可用于药物治疗无效的折返性 WQT(如房颤/房扑、房室折返及室速)的治疗。如有可能,专家咨询有助于其诊断和治疗。然而,心脏电复律对自律性 WQT(如异位性房速)未必有效,也不能预防复发。特别是当 QRS 形态一致时,电击时应同步至 QRS,避免在易损期(T 波)电击,最大化减少激发室颤的风险。多形性 WQT 因 QRS 波群形态各异而无法可靠地同步化,需要高能量除颤治疗。

2. 血流动力学不稳定的 WQT　　血流动力学不稳定的 WQT 主要指不规则的 WQT,如多形性室速(polymorphic VT,PVT)或尖端扭转型室速(torsades de Pointes,TdP)、室扑/室颤,也可见于预激性快速房性心律失常时,极易伴发严重血流动力学障碍或循环系统崩溃,均必须立刻进行心脏电复律而不论其机制如何(表 7 - 2)。

表 7 - 2　血流动力学不稳定的 WQT 的治疗

| | 推 荐 建 议 | COR | LOE |
|---|---|---|---|
| PVT 的电治疗 | 对血流动力学不稳的持续性 PVT 立即电除颤 | 1 | B - NR |
| PVT(TDP)伴有长 QT 间期的药物治疗 | 可考虑镁剂治疗 | 2b | C - LD |
| PVT 不伴长 QT 间期的药物治疗 | (1) 对 QT 间期正常的 PVT,可考虑静脉注射利多卡因、胺碘酮及治疗心肌缺血的措施 | 2b | C - LD |
| | (2) 对 QT 间期正常的 PVT,不推荐常规应用镁剂治疗 | 3:无益 | C - LD |

(1) PVT:PVT 可能迅速蜕变为室颤,极易发生血流动力学障碍。因此,应按室颤或无脉性室速处理,需要立即电击复律。PVT 在诊断和治疗中至关重要的特征即患者的基础 QT 间期长短。窦性心律且 QT 间期延长的情况下发生的 PVT 是一种独特的心律失常,称为 TdP。当 QTc 间期>500 ms 并伴有心动过缓时,发生 TdP 的风险随之增大。TdP 源于遗传基因异常及由药物和电解质紊乱造成 QT 间期延长所致,而无长 QT 间期的 PVT 最常见于急性心肌缺血。不管 QT 间期如何,所有 PVT 均趋向血流动力学和心电学不稳定。它们可以反复发作并自行恢复,变为持续发作或演化为室颤,可能需要电击复律。由于 PVT 不能可靠地心电同步化,电击复律时需要高能非同步除颤。虽然电击可以有效终止 PVT,却不能预防复发,因而常需要药物预防治疗。

1) PVT 无长 QT 间期:常由急性心肌缺血和心肌梗死等触发,往往迅速蜕变为室颤。与其他原因的室性心律失常(室速、室颤)的治疗相似。除颤可以终止发作,却未必能预防复发,常需另外的治疗措施。目前,尚无可供参考的最佳药物治疗的循证医学实践,但采取治疗心肌缺血(如 β 受体阻滞剂或急诊冠状动脉介入治疗)及静脉应用利多卡因、胺碘酮及 β 受体阻滞剂结合电击除颤等措施,对持续性 PVT 可能有疗效。镁剂治疗未显示其对此类 PVT 有效或对其他室性快速心律失常的急性治疗有益。若怀疑为其他原因所致 PVT,如儿茶酚胺敏感性 PVT(可能对 β 阻滞剂敏感)、"短 QT"综合征、Brugada 综合征及洋地黄中毒的双向性室速等,β 受体阻滞剂和抗心律失常药物对其可能有效。

2) PVT 伴长 QT 间期:QT 间期延长伴心动过缓所致的 PVT 以 TdP 为特征,可自行终止但可反复发作,诱因不除而发作不止,药物所致者需在药物洗脱期过后方可缓解发作。发作时易导致血流动力学不稳定,持续发作或演变为室颤时应首先立即行电复律,但这并不能预防其复发。治疗原则为:①祛除 QT 间期延长的原因:立即停用一切可致长 QT 间期的药物如Ⅰa 类与Ⅲ类抗心律失常药物、三环类抗抑郁药等,纠正电解质紊乱(如低血钾、低血镁)和其他急性诱因(如药物过量或中毒);②终止和预防发作:对获得性长 QT 间期性 PVT/TdP,一线治疗是静脉给予镁剂(经静脉给予硫酸镁 1~2 g 初始剂量,15 min 内输完,后续滴注),能有效抑制和预防复发;镁剂无效者可临时超速起搏(心率约 100 次/min);抗心律失常药物无效,而且本身也可延长 QT 间期并导致心律失常;β 受体阻滞剂也可导致或加重心动过缓而诱发 TdP。当 PVT 伴发于心动过缓时,可考虑临时起搏或静脉用异丙肾上腺素。对家族性长 QT 间期综合征相关的 PVT,可应用静脉镁剂(仅少数有效)、临时起搏和(或)β 受体阻滞剂,但避免使用异丙肾上腺素。临床研究显示,异丙肾上腺素或心室起搏对终止心动过缓和药物诱发的长 QT 间期相关的 TdP 有效。

(2) 室颤/无脉性室速:心脏骤停常可由室颤、无脉性室速、无脉性电活动(PEA)和心室停搏等导致,患者能否恢复自主循环(ROSC)取决于早期除颤和高质量心肺复苏(CPR)。室颤表现为心室肌紊乱的电活动,而无脉性室速表现为心室肌规则的电活动。

两者均不能产生明显的前向血流,属于血流动力学极度不可耐受型 WQT,均应按照 CPR 规范进行紧急处理。高质量 CPR 和尽早快速(数分钟内)除颤是成功实施 ACLS 的关键,能明显增加出院存活的可能。尽早除颤是唯一证实可以提高出院存活率的特异性治疗措施。但是,除颤成功率随着时间的流逝而迅速降低,甚至恶化为心室停搏。因此,心律检查显示为室颤/无脉性室速时,其急救治疗应为整个 CPR 循环的重要一环。高质量 CPR 在早期除颤之前不应中断,而应持续至获得充分自主循环,找出可治疗的基础病因,尽快给予相应处理。

1) 电除颤策略:一旦发现心搏骤停,应立即开始高质量 CPR,并在除颤仪连接的过程中持续进行胸外按压。若现场无除颤仪可用,应持续 CPR 直至除颤仪连接到位,并立即评估心电节律(如室颤或无脉性室速)并适时除颤。最后一次胸外按压与电击的时间差越短,除颤成功的概率越高。如果存在心搏停止或 PEA,则继续行 CPR。

除颤:急救人员必须协调好高质量 CPR 与除颤,尽量减少胸外按压中断时间(无按压间隔,hands-off interval),并确保电击后立即恢复胸外按压。由于新的双相波除颤器首次电击的效率高,故推荐单次电击加立即 CPR。电击后应立即恢复 CPR(无需检查心律和脉搏),并持续进行 2 min,然后按 CPR 顺序重复进行,直至下次检查心律。

波形和能量:《ACLS 指南》推荐使用双相波除颤仪,其在较低能量下就有很好的除颤效果。急救人员应使用厂商推荐的初始能量(120～200 J)以终止室颤发作;若未知有效能量水平,可使用最大除颤能量;对于室颤或无脉性室速,建议初次除颤选择最大能量。第 2 次和后续的除颤能量水平应至少相同,也可以考虑使用更高能量。若用单相波除颤仪,首次电击以 360 J,后续电击均用此能量。如果电击后室颤终止,但稍后心脏骤停再次复发,后续电击应按前次成功除颤的能量水平进行。双序贯除颤(快速连续尝试 2 次除颤)对难治性室颤或无脉性室速的有效性仍未确定,2020 年《ACLS 指南》建议不常规使用该方法。

2) 药物治疗策略:若室颤/无脉性室速在至少尝试 1 次除颤和 2 min CPR 后仍持续存在,可在 CPR 的同时给予肾上腺素,每 3～5 min 经静脉(IV)/骨内注射(IO)给予 1 mg。肾上腺素过早治疗(除颤后 2 min 内)与生存率下降有关。血管升压素不及肾上腺素有效,已从心搏骤停治疗流程中删除。一些研究结果对肾上腺素的益处提出了质疑,推断高浓度循环儿茶酚胺对 ROSC 患者可能有害,治疗室颤/无脉性室速时可能宜使用较低剂量肾上腺素或较长给药间隔。但在更确切的数据或《ACLS 指南》更新之前,建议按照现有指南给予肾上腺素。

临床证据表明,抗心律失常药几乎不能改善难治性室颤/无脉性室速患者的生存率。目前,《ACLS 指南》也并未具体说明抗心律失常药物在何种情况下使用。我们建议,在第 2 次除颤无效并准备第 3 次除颤时,考虑给予抗心律失常药物以改善电除颤效果。对除颤、CPR 和肾上腺素治疗均无效的患者,可给予胺碘酮(300 mg, IV/IO 推注,必要时再 IV 给予 150 mg)或利多卡因(1～1.5 mg/kg, IV/IO 推注,然后每 5～10 min 给予

0.5～0.75 mg/kg)。胺碘酮是心脏骤停期间的一线抗心律失常药物,有更高的 CPR 成功率,能改善患者 ROSC 成功率和住院存活率,而利多卡因未能改善,且较肾上腺素有更高的心脏停搏发生率。硫酸镁(2 g,IV/IO 推注,随后持续静脉输注)应仅考虑用于长 QT 间期相关的 TdP,不推荐常规使用。

3) 治疗潜在可逆性病因:诊断和治疗基础病因对围心脏骤停期心律失常的处理非常重要。急救人员应谨记"5H"和"5T",以识别可能导致心脏骤停或可能使复苏复杂化的因素。难治性室颤/无脉性室速很可能由急性冠脉综合征引起。临床实践证明,CPR 成功且情况适合下开展再灌注策略如经皮冠状动脉介入治疗完全可行且有效,对预后的影响尚待临床研究评估;但溶栓治疗并未显示其改善预后,不应常规用于心脏骤停患者。当怀疑或确定肺动脉栓塞是心脏骤停的病因时,可以考虑经验性溶栓治疗。

(3) 房颤伴预激旁道传导:WQT 伴不规则心律时应考虑为预激并发房颤伴旁道下传,通常表现为心室率极快,易发生血流动力学障碍,常需紧急电复律。因此,对其治疗原则应与室速同等重视:①对血流动力学不稳定者,立即同步电复律。恢复窦性心律后,可使用既能减少房性异位冲动及房颤复发,又可延长旁道不应期的药物,如Ⅰa类(普鲁卡因胺、奎尼丁)及Ⅰc类(氟卡尼和普罗帕酮)及Ⅲ类(多非利特)抗心律失常药物。这样,即使心动过速复发,心室率也不致过快;②若血流动力学稳定或暂无恶化,建议初始治疗旨在节律控制而非心室率控制。虽然尚无明确的一线节律控制药物,但可静脉应用伊布利特、普鲁卡因胺、奎尼丁及普罗帕酮等,以延长旁道不应期、减慢心室率;③不使用房室结阻滞剂:β受体阻滞剂、非二氢吡啶类钙离子通道阻滞剂(维拉帕米和地尔硫䓬)、洋地黄制剂(地高辛、西地兰)、腺苷和胺碘酮等房室结特异性抗心律失常药物常用于控制房颤时的心室率,但禁忌用于房颤伴预激的患者。此类药物阻断房室结可能导致心房冲动经旁路向心室传导增加,从而增加心室率,并可能导致血流动力学不稳定和出现室颤。长期口服胺碘酮可减慢旁路传导,但不确定急性静脉给药是否有该作用。因其有β受体阻滞效应,有可能增加旁路传导、加快心室率甚至导致室颤,故房颤伴旁路传导者一般不用或慎用胺碘酮。

## 三、窄 QRS 波心动过速

### (一) 定义

窄 QRS 波心动过速(narrow QRS tachycardia,NQT)一般定义为 QRS 时限 <120 ms,频率>100 次/min(多为 140～250 次/min),伴或不伴有血流动力学障碍的室上性心动过速,偶可见于特发性分支型室速,其常见类型见第七章第一节所述。

### (二) 识别

NQT 几乎均为室上性心动过速,仔细观察各自的 ECG 特征,一般不难诊断鉴别(图 7-7～7-10)。典型的房扑、房颤在 ECG 上易于鉴别,不适当窦速和房速一般有渐快、渐慢的特点,房室折返(AVRT)和房室结折返性(AVNRT)心动过速则一般呈现突发、突止的特点。在鉴别 NQT 时,首先明确心室律是否规则,若不规则提示房颤,但快室率房颤时 RR 间期常看似规整;若心室律规则,借助房扑波不难鉴别心房扑动。其次寻找 P′波,根据 P′波的位置、P 与 QRS 的关系大致推断是哪种心律失常。例如,P∶QRS>1,可能为房速或房扑;P∶QRS=1,则有几种可能:RP≤PR 最常见为 AVRT;RP>PR 最常见为房速;P 与 QRS 重叠最常见为慢快型 AVNRT。若窦律时有预激波,则最大可能为 AVRT。

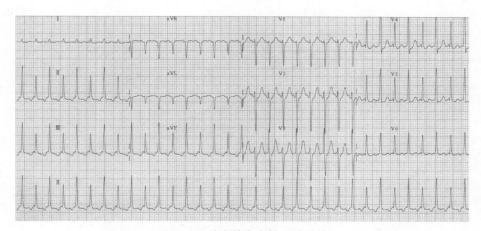

图 7－7　阵发性室上性心动过速

注:窄 QRS 波,心率快达 170 次/min。

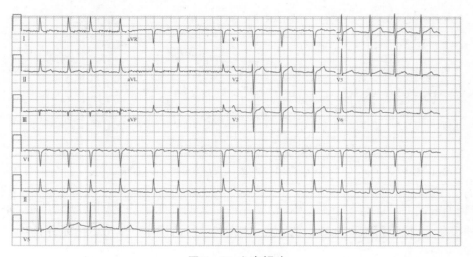

图 7－8　心房颤动

注:窄 QRS 波,心室率 80～90 次/min,心律绝对不齐。

(三) 评估与处理

NQT 患者的评估主要包括血流动力学状态(稳定性)和心动过速诊断的评估(图 7－11)。

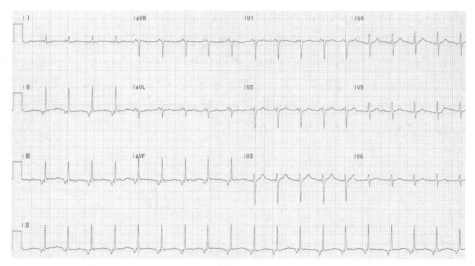

**图 7 – 9　加速性交界性心动过速**

注:窄 QRS 波,心率 120 次/min。

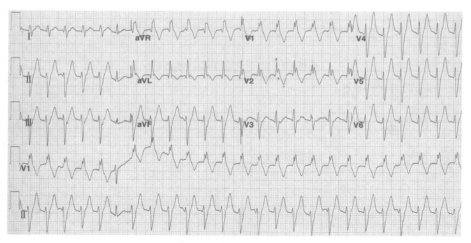

**图 7 – 10　特发性分支型室速**

注:心率 150 次/min, QRS≤0.12 s 呈 RBBB 型,可见房室分离及心室夺获。

1. 评估血流动力学稳定性　患者是否有相关的临床不稳定的症状和体征,如低血压、呼吸急促、提示冠状动脉缺血的胸痛、休克和(或)意识水平的降低等是评估的最重要内容。

(1)血流动力学不稳定:NQT 患者出现有临床意义的血流动力学不稳定时,应尽快确定心律是否为窦速。若为非窦性心律,建议行紧急电复律;若为窦性心律且存在临床意义的心脏症状,则应重点处理基础心脏病和纠正致病因素,如心肌缺血、心力衰竭、呼吸衰竭、心包填塞、低血容量、贫血、发热、疼痛或焦虑。有时可能需要采取控制心率的措施,如可经静脉谨慎使用 β 受体阻滞剂。

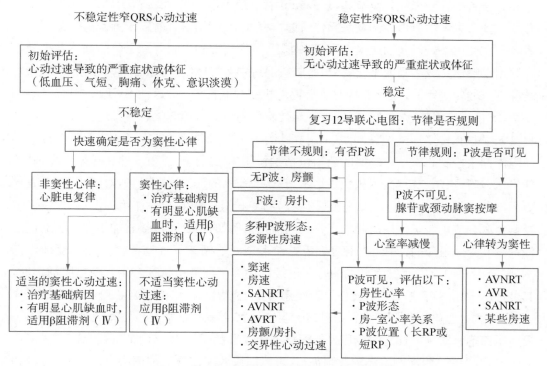

图 7‑11　窄 QRS 心动过速的评估与处理流程

（2）血流动力学稳定：若患者病情稳定，则按非紧急方案来诊断心律。大部分患者经检查 12 导联心电图能得以正确识别心律失常。

2. 评估心动过速节律　判断心律是否规则是评估 NQT 的重要一步。除房颤外，大部分 NQT 心室率规则，但潜在传导系统疾病和地高辛中毒可以间歇性阻断房室传导，导致节律不规则。NQT 一般对血流动力学影响较小，初步诊断评估不需要行电生理检查，即使急救情况下无法确诊也并不强求。但必要时需要该检查来明确心律失常类型以及实施导管消融治疗。

（四）治疗

对 NQT 的治疗，关键是在识别诊断和血流动力学评估的基础上，根据规则与不规则心律失常进行急诊有区别的处理。

1. 规则 NQT　窦性心动过速和室上性心动过速是规则窄 QRS 心律失常的主要原因，少数见于特发性分支型室速。前者常见于发热、贫血、休克、脓毒症、疼痛、心力衰竭或其他任何生理性应激反应，无须药物治疗，治疗重点在于处理基础疾病病因。后者是一种规则心动过速，最常由传导系统内折返机制所致。原则上，对节律规则的 NQT，可先试用刺激迷走神经的方法（Valsalva 动作或颈动脉窦按摩）终止发作，无效时可静脉应用抗心律失常药，如腺苷或非二氢吡啶类钙离子通道拮抗剂。

腺苷的优点是作用快速、半衰期短，应为首选药物。给药时应弹丸式静脉注射 6～

12 mg,若首剂腺苷未能转复节律,1～2 min 后可给予第 2 次、第 3 次剂量(12 mg)。由于腺苷在预激患者中有可能诱发房颤伴快速室率,故在应用腺苷时应床旁备有除颤仪。若患者正在使用茶碱类药物或摄入大量咖啡因,可能需要加大腺苷剂量(18 mg);若患者正在服用双嘧达莫或卡马西平、有移植心脏或通过中心静脉给药,腺苷剂量应减小(3 mg)。若腺苷未能转复窦律,应考虑其他非折返性机制(房扑或非折返性 SVT)。腺苷对孕妇安全,不良反应很短暂(如脸红、呼吸困难及胸部不适等),但哮喘患者禁用。

如果腺苷转复尝试失败,可以采用静脉给予非二氢吡啶类钙离子通道阻滞剂或 β 受体阻滞剂来控制心率。可选择的药物包括维拉帕米、地尔硫䓬和多种 β 受体阻滞剂(美托洛尔、阿替洛尔、艾司洛尔和拉贝洛尔)。这些药物的作用时间更长,对终止 SVT 发作更为持久,对房性心律失常(如房颤或房扑)有更持久的控制心率作用。但是,建议谨慎及避免联合应用较长作用时间的房室结阻滞剂。例如,腺苷可以接着加用钙离子通道阻滞剂和 β 受体阻滞剂,而如果连续给药更长半衰期的钙离子通道阻滞剂或 β 受体阻滞剂,则会因叠加效应而发生严重的心动过缓。钙离子通道拮抗剂合用 β 受体阻滞剂时,其负性肌力作用可进一步降低心力衰竭患者的心输出量,应特别当心可能出现的低血压、心力衰竭恶化和(或)严重心动过缓。阻塞性肺疾病或充血性心力衰竭患者应慎用 β 受体阻滞剂。对预激性房颤或房扑伴旁路下传的患者,因房室结阻滞剂(腺苷、钙离子通道阻滞剂、β 受体阻滞剂或洋地黄制剂)有可能加快旁道传导而加速心室反应,故应禁忌使用。

对特发性分支型室速,首选钙离子通道阻滞剂(维拉帕米),既可以终止急性发作,也可以预防复发。多数患者可被超速起搏终止,当伴有血流动力学不稳定时应首选电复律治疗。目前,几乎没有应用其他抗心律失常药物经验的报道,胺碘酮、普罗帕酮可以作为次选静脉用药,迷走神经刺激、β 受体阻滞剂和利多卡因一般无效。

2. 不规则 NQT  以房颤最为常见,其他可能的诊断包括房扑伴不规则房室结传导、多源性房性心动过速或窦速伴频发房早(室上性早搏)。对于急性房颤者,控制心室率、恢复窦律并防止复发、预防血栓栓塞并发症是三大核心治疗原则。

(1) 控制心率:对于血流动力学稳定者,初始治疗目标为控制心率。原则上,绝大多数急性房颤伴快心室率的患者在急性心率控制时,首选药物为静脉注射 β 受体阻滞剂和非二氢吡啶类钙离子通道阻滞剂。对房颤伴急性左心衰竭者,首选使用胺碘酮或地高辛控制心率,但在应用胺碘酮前应考虑其转复窦律时的潜在风险(血栓栓塞)。β 受体阻滞剂可作为治疗急性冠脉综合征的首选,对长期心率控制更为有效。静脉用药包括非二氢吡啶类钙离子通道阻滞剂(如地尔硫䓬,先以 2 min 给予 15～20 mg,15 min 后再给予 20～25 mg,Ⅳ;或者维拉帕米,先以 2 min 给予 2.5～5 mg,再每隔 15～30 min 给予 5～10 mg,Ⅳ);或者西地兰(0.2～0.4 mg,可以 5 min 稀释Ⅳ,20～30 min 后可重复给药,总剂量不超过 1 mg)或 β 受体阻滞剂(如美托洛尔 5 mg,Ⅳ,每 2～5 min 给药,共 3 次)。钙离子通道阻滞剂和 β 受体阻滞剂均可能导致或加重低血压,增加严重心脏传导阻滞的风险。给药时应对患者密切监测，对风险较高的患者（如老年人），负荷剂量常需要低于常规范围。对多源性房性心动过速，除了上述控制心率的治疗以外，还应纠正可能的诱因如低钾血症和低镁血症。

对房颤伴血流动力学不稳定者，应立即电复律，无电复律条件时可静脉应用胺碘酮（先以 10 min 给予 150 mg 静推，随后以 1 mg/min 的速度静滴 6 h，然后再降低为 0.5 mg/min），但必须考虑其转复为窦性节律的可能性。

（2）控制节律：房颤发作时，如无紧急复律指征，可先予控制心室率，去除病因后再考虑复律，并基于指南给予抗凝治疗。房颤持续＞48 h，心源性栓塞风险增加，对此不应尝试电击或药物复律，除非血流动力学不稳定或已在应用肝素抗凝或经食管超声证实无左心房血栓。对于病情稳定的不规则 NQT 患者，在心脏复律时应考虑栓塞性脑卒中风险。如果房颤持续＜48 h，则栓塞事件风险较低，可考虑予以心脏电复律或药物复律。若不能行电复律或转复失败，许多药物显示对房颤有效（药物复律），但成功率各有差异。可供选择的静脉用药物有依布利特、氟卡胺、普罗帕酮、普鲁卡因胺、胺碘酮、索他洛尔以及丙吡胺等。除胺碘酮外，这些药物均有负性肌力作用，均有潜在致心律失常作用，故对合并心力衰竭者应慎用。特别当伴有预激综合征时，静脉应用胺碘酮可能更为合适，普鲁卡因胺、氟卡胺、普罗帕酮和索他洛尔等也是可行的选择。

## 第三节 | 缓慢心律失常

心动过缓（bradycardia）通常定义为心率＜60 次/min，症状性心动过缓一般指心率＜50 次/min，这也是本文采用的心动过缓的定义。它主要包括窦性心动过缓、房室交界性心律、心室自主心律、窦房阻滞或房室传导阻滞（atrioventricular block，AVB）以及心室停搏等。当心脏有器质性病变时，过于缓慢的心率可能导致一系列机体灌注不足的症状和体征，包括头晕、黑矇、乏力、呼吸困难甚至晕厥，以及持续缺血性胸痛、低血压、神志改变、休克体征和急性肺水肿征等。呼吸性低氧血症是心动过缓的常见原因。本节主要概述心动过缓的常见类型、初始评估及治疗。

### 一、识别与评估

由于低氧血症是心动过缓的常见原因，对心动过缓患者的初始评估应着重于呼吸做功增强的体征（呼吸急促、"三凹征"）和血氧饱和度。同时，应对患者进行持续心电监护，评估血压，建立静脉通道，情况允许时应做 12 导联心电图检查，以更好地确定心律性质。一旦开始治疗，即应评估患者的临床状态和识别可能的可逆性病因。

急救人员应识别、评估有否低灌注表现（症状和体征），确定是否由心动过缓引起。

《ACLS 指南》推荐对无症状或轻微症状者不予干预,除非存在缓慢心率导致组织灌注不足的证据或怀疑心律可能进展为症状性或致命性心律失常(如急性心肌梗死时出现莫氏Ⅱ型 AVB 时)。若心动过缓疑为引起急性意识障碍、缺血性胸闷/胸痛、急性心力衰竭、低血压或其他休克体征的原因,则应立即予以处理(图 7 - 12)。

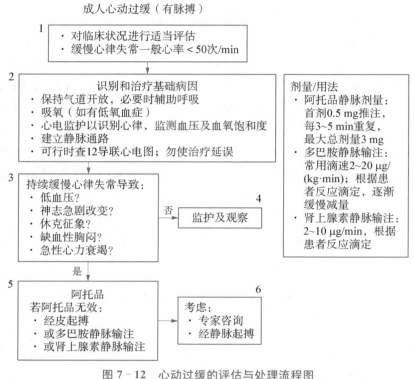

图 7 - 12　心动过缓的评估与处理流程图

## 二、处理方法

围心脏骤停期缓慢心律失常的治疗目的在于防止再次心脏骤停或恢复血流动力学稳定,治疗策略有赖于缓慢心律失常的性质和患者的临床状况。总体治疗原则为,对以下原因导致显著临床症状的心动过缓患者,通常给予阿托品,同时准备立即行临时心脏起搏(条件允许时可立即经静脉起搏或经皮起搏)和(或)输注心肌正性变时(兴奋性增高)药物:①高迷走神经张力(如急性冠脉综合征导致的下壁心肌缺血);②药物诱发的心动过缓(β 受体阻滞剂、钙通道阻滞剂及洋地黄类过量);③伴窄 QRS 波的高度 AVB(发生于房室结或以上)。如果心动过缓是由希氏束或以下传导障碍(如Ⅲ°AVB 时宽 QRS 波心动过缓或莫式Ⅱ°Ⅱ型 AVB)所致,应避免给予阿托品,并直接给予临时心脏起搏和(或)给予正性变时药物。具体应用方法如下。

1. 阿托品　仍是治疗急性症状性心动过缓的一线药物。初始剂量为 0.5 mg/Ⅳ,可每 3～5 min 重复给予该剂量,总剂量不超过 3 mg。当心动过缓是由于迷走神经张力增高、缺氧和缺血所致的窦房结对迷走神经的敏感性增加时,应用阿托品非常有效。但它对大面积心肌坏死所引起的窦性停搏和无脉性电活动无效,对急性心肌缺血或心肌梗死的患者应慎用,因心率增快可能会加重缺血或增加梗死面积;对心脏移植患者可能无效甚至有害,因为去神经化心脏缺乏迷走神经支配,使用阿托品时有可能心率反而更慢,并出现高度 AVB;对Ⅱ°Ⅱ型或Ⅲ°AVB 伴新发宽 QRS(希氏束以下阻滞)心动过缓者,阿托品治疗可能无反应。对这类缓慢型心律失常应首选经皮起搏或 β 肾上腺素能兴奋剂支持治疗作为患者准备经静脉起搏的临时治疗措施。低灌注患者使用阿托品时不应延误安置临时起搏器。

2. 正性变时药物　对于给予阿托品后仍有症状的患者,若不能立即行临时心脏起搏或起搏未能成功缓解症状,需要连续静脉输注正性变时药物,如多巴胺、肾上腺素和异丙肾上腺素。它们虽然不是治疗症状性心动过缓的一线药物,但当缓慢型心律失常对阿托品治疗无反应或不适合应用、或者作为等待临时起搏治疗的暂时性措施时,可用作备选药物;而且也可能适用于一些特殊情况如 β 受体阻滞剂或钙离子通道阻滞剂过量时。

多巴胺初始输注剂量为 2～20 μg/(kg·min),肾上腺素的初始剂量为 2～10 μg/min,异丙肾上腺素的成人推荐剂量为 2～10 μg/min。每种药物均应根据患者的心率和心律反应调整滴速。应用提高心肌自律性(兴奋性)的药物如异丙肾上腺素可引起血管舒张、平均动脉压下降、减少冠状循环血流和脑血流,有可能诱发低血钾和室性心律失常,故不适用于心脏骤停或低血压患者,但可用于严重影响血流动力学的心动过缓和传导阻滞。另外,克分子乳酸钠可用于治疗因高钾血症、缺氧及酸中毒引起的心动过慢及心脏停搏。

3. 临时起搏　若患者有发生心室停搏的危险,或显示有血流动力学不稳定的情况,以及阿托品或正性变时药物治疗无效时,应临时心脏起搏治疗。若能立即启动经静脉临时起搏,则尽快开始手术准备,并在条件允许时请专家会诊。若无法立即启动经静脉起搏,则应先开始经皮起搏。经皮起搏至多是一项临时治疗措施,与阿托品、多巴胺相比在预后和存活率上无显著差异。在临时起搏术前,应给予适当的支持治疗如维持血压、氧疗及纠正酸中毒等,必要时给予镇静或镇痛处理。需要临时心脏起搏的患者应请心脏科会诊并收住入院,进一步评估是否应安置永久性起搏器治疗。窄 QRS 波的完全性 AVB 本身不是临时起搏的指征,因为房室交界性逸搏(窄 QRS 波)可提供适当和稳定的心率。

## 三、常见缓慢型心律失常

1. 无脉性电活动/心室停搏　①无脉性电活动(PEA)又称电机械分离(图 7 - 13),在心电图上表现为慢而宽的 QRS 波,通常提示濒临死亡心肌的终末期电活动,但无同步性心肌收缩活动,故无脉搏。有时心肌虽有电活动,也伴有机械性收缩,但收缩产生的血压无法经触摸脉搏或血压计检测到。②心室停搏(ventricular asystole)也称心室无收缩(图7-14),即心脏机械及电生理活动均消失,心室完全没有电活动,心电图呈一直线,心室完全停搏。它可以初始即发生,也可发生于室颤或无脉搏电生理活动之后,还可发生于完全性 AVB 而无逸搏心律的患者。心室停搏一般是长时间室颤或 PEA 的终末期心律,预后极差。

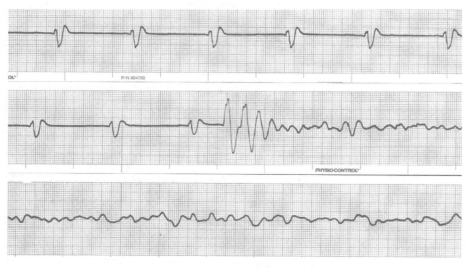

图 7-13  无脉性电活动

注:心室逸搏心律,心室颤动。

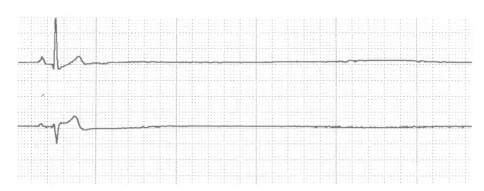

图 7-14  心脏停搏

注:窦性暂停或停搏,其后无窦性活动恢复和任何逸搏心律。

发生 PEA/心室停搏时,急救人员应首先开展 BLS、电除颤、适当的气道管理,同时尽快建立静脉通道,考虑应用药物(如肾上腺素及阿托品)救治,并寻找可纠正的病因,给予血管升压药以期达到 CPR 期间心肌和脑血流稳定及恢复自主循环的目的。现有证据显示,PEA/心室停搏期间常规使用阿托品可能无治疗益处,已将其从心脏骤停流程中删除。

识别和纠正诱发或导致 PEA/心室停搏的可逆性病因使成功救治患者成为可能。在 CPR 期间,急救人员应按照处理流程中的"5H"和"5T"来识别这些可逆性原因,并根据具体临床情况进行适当治疗。条件允许的情况下,可在超声心动图指导下施治,因其可提供评估心室容量、心脏填塞、左心室收缩功能和局部室壁运动等重要信息。若患者自主循环恢复,即应开始心脏骤停后的监护治疗。特别重要的是应积极治疗低氧血症、低血压及纠正水、电解质和酸碱平衡紊乱,尽早诊断和治疗心脏骤停的基础病因。

2. 心室自主心律(idioventricular rhythm)　也称室性逸搏(图 7-15),连续出现 3 次及以上称为室性逸搏心律或心室自主心律。心室自主心律常为临终前的心律,QRS 波宽大畸形(时限≥0.16 s),心室率缓慢而规则(频率常<40 次/min),可严重影响心输出量,导致低血压、休克或阿-斯综合征。因其极可能是一种临终前的心律失常,故应早期识别,尽快采取救治措施。可及时给予阿托品或异丙肾上腺素治疗,以提高心率,预防病情恶化;也可应用异丙肾上腺素静滴,从小剂量(1.0~2.0 μg/min)开始,逐步调整剂量以达到最合适的心率。严重者应及时植入临时心脏起搏器。

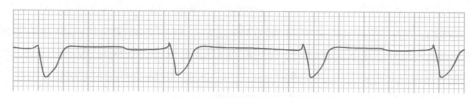

图 7-15　心室自主心律

注:心率<40 次/min,QRS 波宽大畸形,其前无 P 波。

加速性室性自主心律(accelerated idioventricular rhythm)(图 7-16)在心电图上表现为连续 3 个或 3 个以上宽大畸形的 QRS 波(时限≥0.12 s),心室率常为 60~110 次/min,节律整齐或不齐,QRS 波前无 P 波,其后可有逆行 P′波。心动过速的开始和终止呈渐进性,当窦率加快时可被抑制。常见于急性心肌梗死(下壁梗死多见)、洋地黄中毒、完全性 AVB 及低钾血症等。因其多为短暂或为间歇性发作,不影响预后,一般不转变为室颤,故以治疗病因为主,常不需抗心律失常药物,也可给予阿托品提高窦性心律以消除之,必要时也可使用利多卡因、胺碘酮等药物。

3. 房室传导阻滞(AVB)　分为 Ⅰ°、Ⅱ°和Ⅲ° 3 型。传导阻滞可以由药物或电解质紊乱引起,也可由急性心肌梗死(下壁)、心肌疾病、急性风湿热、洋地黄中毒、传导系统退变、心脏介入治疗或其他器质性心脏病变所致。Ⅰ°AVB(PR>0.20 s)通常是良性的。Ⅱ°AVB 分为莫氏(Mobitz)Ⅰ型和Ⅱ型,莫氏Ⅰ型(也称文氏现象)阻滞在房室结,通常是暂时的、无症状的(图 7-17);莫氏Ⅱ型阻滞通常在房室结以下希氏(His)束-浦肯野系统,通常是传导系统有实质病变(图 7-18),可能进展为Ⅲ°AVB。Ⅲ°AVB 的阻滞部位可能发生在房室结、His 束或束支,基于基础病因可以是永久的抑或为暂时的。

治疗原则方面,Ⅰ°AVB 及莫氏Ⅰ型 AVB 与迷走神经张力增高有关。若心室率不

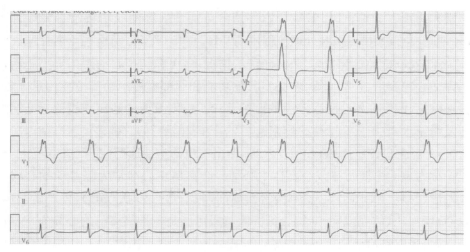

图 7 - 16　加速性室性自主心律

注:心率 58 次/min, QRS 波增宽呈 RBBB 型。

慢,无症状或症状轻微者可不需治疗;但若急性下壁心梗时出现莫氏 I 型 AVB 且症状明显,应临时起搏治疗。莫氏 II 型及 III°AVB 通常心室率过慢或有血流动力学障碍,根据其发生的急缓和心室率变化,常伴有明显症状如头晕、乏力、呼吸困难甚至反复发作阿-斯综合征,提示预后不良,故应积极治疗。可立即经静脉给予阿托品或异丙肾上腺素来维持一定的心率,并尽快作临时心脏起搏治疗。

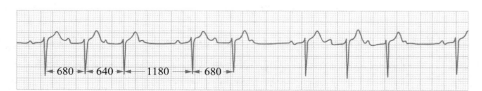

图 7 - 17　II°I 型 AVB

注:P-R 间期逐渐延长,直至 QRS 波脱漏(4:3 与 3:2 房室传导)。

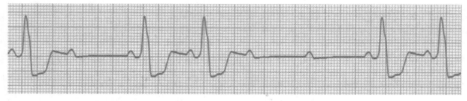

图 7 - 18　II°II 型 AVB

注:P-R 间期固定,第 2、5、6 个 P 波后 QRS 波脱漏。

4. 房室交界性逸搏心律(junctional escape rhythm)　是指各种原因导致窦房结不能及时发出冲动或其冲动至房室结的传导发生障碍,使得房室结在 1.0~1.5 s 间未被及时除极化而自行发出冲动。该冲动即为房室交界性逸搏,而出现连续多个逸搏心搏则称为逸搏心律。其在心电图上表现为节律规整的窄 QRS 波,P 波多埋于 QRS 波内,偶可见于 QRS 波之前或之后,或为倒置,或与正常 P 波形状不同(图 7 - 19)。最常见于高血钾、洋地黄或奎尼丁中毒,也可由窦房结或心房损伤或病变所致。

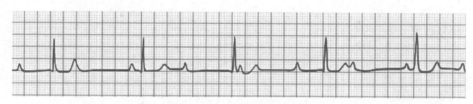

**图 7 - 19　Ⅲ°AVB 伴交界性逸搏心律**

注:P 波及 QRS 波(<0.12 s)各有节律,互不相关。

治疗上,主要为病因治疗。若为洋地黄或奎尼丁中毒引起,应立即停药,同时检测血钾水平,并予相应处理。如心率过慢,需用异丙肾上腺素静滴以提高窦性心律,改善房室传导,必要时应及时给予临时起搏治疗。

5. 缓慢窦性心律失常

(1) 窦性心动过缓:窦性频率<60 次/min,常见于围手术期引发的迷走神经张力增高以及窦房结区组织损伤、缺血、电解质及酸碱失衡等。若持续时间长,可引起血流动力学恶化。原则上,对没有症状者不需进行药物治疗;症状明显者在治疗病因和祛除加重因素的同时静脉给予阿托品治疗,无效者使用异丙肾上腺素可维持足够的心率;药物无效时安装临时起搏器治疗。

(2) 窦性停搏:窦性心律时出现长的 P - P 间期与基础窦性 P - P 间期无倍数关系。常见于颈动脉窦过敏、急性心肌梗死、心肌炎及药物中毒等。短暂出现无临床意义,如心室停搏时间过长,可能引起晕厥,甚至出现阿-斯综合征发作。对其处理同窦性心动过缓。

(3) 窦房阻滞:指窦性激动传出受阻或被延迟,可分为Ⅰ、Ⅱ、Ⅲ度。其发病原因及处理原则同窦性心动过缓相似。

(4) 病态窦房结综合征:指窦房结病变所致窦性起搏和传出功能障碍,出现持久和显著的窦性心动过缓、窦性停搏、窦房阻滞;伴有 AVB 者称为双结病变;还可出现心动过缓-心动过速(慢-快)综合征,常在缓慢心率基础上发生快速房性心律失常,如房速、房扑、房颤或其他室上速(图 7 - 20)。常见于窦房结区退行性病变、冠心病、心肌病、甲状腺功能减退以及药物中毒等。临床表现有乏力、黑矇、晕厥,甚至发生阿-斯综合征。当发生心动过速时,可能出现心悸、心绞痛或心力衰竭等症状。治疗原则同上述缓慢窦性心律失常相似,但病情较重,需安装永久心脏起搏器;如并发心动过速,还需加用抗快速心律失常药物。

综上,本章简要介绍了"围心脏骤停期"发生危及患者生命的心律失常的识别与治疗。

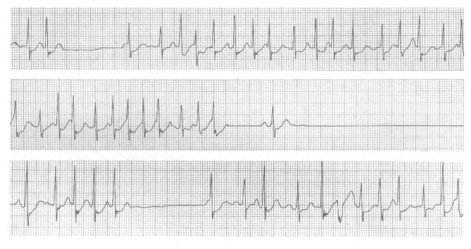

图7-20　病窦综合征

注:连续记录:心动过速与心动过缓交替出现,即快-慢综合征;初始心律为房颤,自行终止后出现长R-R间期(窦性停搏、交界性逸搏)。

无论是有症状的心动过缓,还是血流动力学稳定与否的心动过速,以及心肺复苏后出现的心律、心率的变化或心功能损害,急救人员均应立即采取相应的紧急救护措施,早期识别危及生命的心律失常,并及早进行急症治疗。心动过速或心动过缓的治疗目标是快速识别和治疗心律失常所致的血流动力学不稳定或症状性患者。控制不稳定或症状性心动过速时,可采用电复律或药物,或两者合用;对心律不能有效控制的或症状性心动过缓患者,可使用药物,并适时选用起搏治疗。其中,对心律失常的准确诊断和评估是采取恰当治疗的关键。药物治疗是最主要和最常用的方法,心脏电复律主要转复致命性和药物治疗无效的快速性心律失常,而起搏治疗主要用于药物无效的缓慢性心律失常。另外,应尽可能有效地纠治基础心脏病,并积极处理各种可逆性诱因和病因,以达到治疗心律失常的目标。

总之,在围心脏骤停期,应对心律失常的类型、性质、发生时间、原因与诱因及各项监测信息全面分析、综合评估,权衡救治的必要性、紧迫性及利弊,决定治疗策略。

(王齐兵)

## 参考文献

1. American Heart Association. 2020 American Heart Association Guidelines for Cardiopulmonary Resuscitation and Emergency Cardiovascular Care [J]. Circulation,2020,142(16_suppl_2):s337-s604.
2. 中华医学会心血管病学分会. 心律失常紧急处理专家共识[J]. 中华心血管病杂志,2013(05):363-376.

## 第 八 章  急救现场的组织、指挥与管理

自然灾害、社会灾难与疾病发生是人类难以避免的,与人类的生存、发展息息相关。无论是自然灾害、社会灾难(车祸、空难、海难、火灾及淹溺等)抑或疾病(特别是烈性传染病)都可能给人类生命健康带来巨大危害。国内外对灾害问题历来十分重视,1987 年 12 月,联合国第 42 届大会通过的 169 号决议,将 1990—2000 年定为"国际减轻自然灾害十年",即俗称的"国际减灾年",规定每年 10 月的第二个星期三为"国际减灾日(International Day for Natural Disaster Reduction)",其目的就是要引起各国政府对自然灾难的高度重视。我国政府历来高度重视对自然灾难的防治。1989 年,我国成立了"中国国际减轻自然灾害十年委员会",以期减少人口因灾死亡率和直接经济损失。我国自然灾害频发,种类多、分布广,而且各类事故灾难和社会安全事件也时有发生,突发事件紧急救援面临严峻的考验,任务艰巨。1998 年,长江、嫩江、松花江发生特大洪水,我国政府高度重视和关心,相关人员迅速奔赴抗洪救灾第一线,关心洪灾可能给人民群众带来的瘟疫等严重问题,取得了显著成效,这是全国人民与自然灾难作斗争的典型范例。2003 年,严重急性呼吸道综合征(severe acute respiratory syndrome, SARS)由于早期现场处理欠缺而造成了巨大的损失。2004 年,发生于某医学院内的大学生溺水事故及每年诸多急性、突发性致命事件得不到有效急救而导致严重后果足以催人深思。2019 年暴发的 COVID-19 疫情是百年来全球发生的最严重的传染病大流行,是新中国成立以来我国遭遇的传播速度最快、感染范围最广、防控难度最大的重大突发公共卫生事件,当前疫情仍在全球流行。

大量事例证明,重视疾病、灾害急救医疗卫生服务,已成为整个医疗卫生界(包括医院在内)乃至全社会的重要责任和历史任务,只有最大限度地做到对疾病、灾害的医疗救护和卫生防疫,才能保障人民群众生命安全,才能把自然灾害造成的损害和伤亡降到最低。

那么,如何建立有效的急救治疗与预防体系呢?除相关人员正确掌握急救技能外,急救现场的组织、指挥与管理起着特别重要的作用。特别是在规模较大的疾病、灾害发生时,急救现场的组织、指挥与管理尤其重要。

## 一、现场急救的组织、指挥与管理的研究与实施现状

多年来,在卫生部及各级地方政府部门的大力支持下,全国大部分县级市以上行政区域已经初步建立了紧急医疗救援体系,并经受了 SARS 及多次突发重大灾害事故的严峻考验,努力为广大民众提供不同层次的院前和院内急救服务。但是,我们必须清晰地认识到,我国目前还缺乏专业的"现场急救组织、指挥与管理"的培训组织(或机构)和教程,在校医学生并没有机会接受规范的急救技能培训和现场急救组织、指挥与管理的培训。规模性灾难事故的现场急救主要依赖政府机构的组织与指挥,而孤立性疾病与灾难事故所致致命事件的院前急救现场往往混乱无效。在我国,大部分地区都存在着一定程度的组织指挥不统一、信息渠道不畅通、应急准备不充分、网络覆盖不合理、呼救响应不及时及运行机制不健全等问题,现场紧急医学救援指挥协调机制有待完善。紧急医学救援队伍的装备保障和远程投送能力不强;航空医疗救援和海(水)上医疗救援尚处于起步探索阶段;全国区域布局的专业化紧急医学救援网络还没有形成,基层紧急医学救援能力亟待加强;专业人才培养和学科建设需要加快推进。我们与发达国家急救水平尚有很大差距,与公共需求和生命安全保障的要求亦有很大差距。

因此,在全国尽快建立一个统一、高效、权威、实用的紧急医疗救援体系与组织是当务之急。国家卫生计生委的救援"十三五"规划《突发事件紧急医学(2016—2020 年)》规划建立健全紧急医学救援管理机制,全面提升现场紧急医学救援处置能力,有效推进陆海空立体化协同救援,初步构建全国紧急医学救援网络,基本建立我国专业化、规范化、信息化、现代化、国际化的突发事件紧急医学救援体系,有效满足国内突发事件应对需要,同时发挥我国在全球紧急医学救援中的作用。

## 二、疾病与灾难事故的现场急救性质分类与抢救特点

### (一) 孤立性疾病与灾难事故所致的致命事件

随着老年化社会进程加速、交通工具与生活节奏和方式的现代化,孤立性、猝发性致命事件日益增多,其位列前茅的原因有交通事故、冠状动脉粥样硬化性心脏病、脑卒中及中毒等。由于社会和历史的原因,我国目前处理这类致命性事件最薄弱的环节是院前急救。由于得不到有效、合理的院前急救而加重病情、丧失治疗机会、甚至丧失生命的例子数不胜数。如脊柱损伤后不当搬运导致脊髓永久性损伤;急性缺血性卒中患者由于待在家中而丧失有效的治疗时间窗;以及经常发生的路边猝倒患者由于不能被及时实施有效心肺复苏,送来医院时已丧失生命,等等。

一般说来,这类孤立性疾病与灾难事故所致致命事件的现场急救需首先考虑如何维持患者生命体征与重要器官功能。如及时开放气道、持续胸外心脏按压维持基本循环

等。在此基础上积极寻求帮助,联系当地的公共急救中心并尽可能快地将患者送往最近的具有相应急救水平的医疗机构。如果患者所处现场仍具有危险性,应在最短时间内使患者脱离现场危险环境,在相对安全的环境中立即进行维持患者生命体征与重要器官功能的急救。对于有可能涉及犯罪侦查的,应在优先考虑患者生命安全的基础上努力维护现场原状及保护相关证据。

（二）规模性疾病与灾难事故

与孤立性疾病与灾难事故所致致命事件的现场急救有所不同,规模性疾病与灾难事故现场急救的首要任务是缩小灾难规模,第一时间防止更大范围和规模的灾难发生。在此基础上,积极采取适当急救措施,维护患者生命体征与重要器官功能,并尽快输送患者前往指定的医疗机构进一步救治。

1. 传染性疾病与灾难事故　传染性疾病及其灾难事故发生后的首要任务是立即建立有效隔离区,切断所有可能的传染渠道,防止更大规模的疫情发生。在传染源不明的情况下应尽快组织高效、有针对性的流行病学调查,特别是首发疾病群体的流行病学调查对查明疫病来源非常重要。西罗尼病毒传播、SARS 和新冠疫情给我们将来处理传染性疾病及其灾难事故提供了非常有益的经验、教训和思考。

在对传染性疾病及其灾难事故受害者实施急救时应特别注意救治者的隔离、保护,救护器械应严格消毒。2003 年 SARS 和 2019 年以来的新冠疫情发生初期,许多医护人员被感染即与流行病学调查不够及时,医护人员自我保护意识不强等有关。

2. 中毒性与化学品灾难事故　首先,要根据事件发生的初步情况,对其可能给健康带来的影响和危害进行快速评估,这些评估应该包括现场毒物种类(化学物本身和其新生成物)、各种物质的量及其可能的毒性作用和可能带来的物理伤害(爆炸、倒塌)。同时要掌握可以调动的各类救援力量,包括专家、队伍、物资和技术等。根据快速评价得出的初步信息,迅速落实具体控制方案。必要时在政府的统一协调下,迅速调集中毒处理相关部门,根据职能落实具体任务。

根据危险程度,要围绕事故现场划分危险区域:①热区(hot zone,红区),是紧邻事故污染现场的地域,一般用红线将其与其外的区域分隔开来,在此区域救援人员必须装备防护装置以避免被污染或受到物理损害;②温区(warm zone,黄区),围绕热区以外的区域,在此区域的人员要穿戴适当的防护装置避免二次污染的危害,一般以黄色线将其与其外的区域分隔开来,此线也称为洗消线,所有出此区域的人必须在此线上进行洗消处理;③冷区(cold zone,绿区),洗消线外,患者的抢救治疗、支持指挥机构均设在此区。

事故处理中,也要控制进入事故现场的人员,公众、新闻记者和当地居民可能试图进入现场,给他们本人和其他人带来危险。所以,首先要建立的分离线是冷线(绿线),控制进入人员。位于热区的伤亡人员一般要由消防人员抢救出来,并通过特定的通道将其转移出热线(红线),交给位于温区的救护人员,救护人员要避免被污染;被污染的伤亡人员要在被洗消后转移出温区,最好能够建立洗消区,洗消区分为两种,一种处理伤亡人员,另一种处理穿戴防护服的救援人员。

卫生系统在救援中的任务是在现场对中毒、受伤人员进行紧急救治、评估病情并进行卫生学评价。每个参加救援的人员都要严格按照统一部署,在规定的区域内开展工作。

化学中毒事件发生后,可有大批人员受到毒物的危害,其中部分患者病情较重,故现场及时有效的急救对挽救患者生命及防止并发症、后遗症十分重要:

(1) 迅速脱离现场:化学事故/中毒事件发生后,应迅速将污染区域内的所有人员转移至毒害源上风向的安全区域,以免毒物的进一步侵入。医务人员要根据患者病情迅速将病员进行分类,作出相应的标志,以保证医护人员对危重伤员的救治;同时要加强对一般伤员的观察,定期给予必要的检查和处理,以免贻误救治时机。医务人员在进行现场救治时,要根据实际情况佩戴适当的个体防护装置。在现场要严格按照区域划分进行工作,不要进入污染区域。

(2) 防止毒物继续吸收:当皮肤被酸性或碱性化学物灼伤或被易通过皮肤吸收的化学品污染后,应立即脱去污染的衣服(包括贴身内衣)、鞋袜、手套,用大量流动清水冲洗,同时要注意清洗污染的毛发。忌用热水冲洗。对化学物溅入眼中者,及时充分的冲洗是减少组织损害的最主要措施,对没有洁净水源的地方,也可以用自来水冲洗。冲洗时间不少于 $10\sim15\,min$;吸入中毒患者,应立即送到空气新鲜处,安静休息,保持呼吸道通畅,必要时给予吸氧。口服中毒者应尽早进行催吐,除用手法刺激咽后壁外,也可以口服依米丁糖浆催吐。

(3) 心肺脑复苏:患者从毒物现场被救出后,如有心脏、呼吸停止,应立即进行心肺复苏。

(4) 意识丧失者的处理:意识丧失的患者,要注意瞳孔、呼吸、脉搏及血压的变化,及时除去口腔异物,有抽搐发作时,要及时使用安定或苯巴比妥类止痉剂。

(5) 特效解毒药物的应用:对于某些特效解毒药物中毒,解毒治疗越早,效果越好。如氰化物中毒后,应立即吸入亚硝酸异戊酯,同时静脉缓注 3% 的亚硝酸钠 $10\sim15\,ml$;或用 4 -二甲氨基吡啶(DMAP)2 ml 肌内注射,随后用 50% 硫代硫酸钠 20 ml 缓慢静脉注射。苯胺中毒要及早应用 1% 亚甲蓝,按 $1\sim2\,mg/kg$ 体重,稀释后缓慢静脉注射。有机磷酸酯类中毒要及时应用阿托品和肟类解毒剂。

(6) 现场救援中,医务人员要尽快查清毒源,明确诊断,以利针对性处理。在病因一时不明的情况下,应根据临床表现,边抢救边对事件的原因进行查找,以免延误救治时机。治疗的要点是维持心脑肺功能,保护重要脏器,以及对症支持治疗。经现场初步抢救后,在医护人员的密切监护下,将患者转移到附近医院进行进一步处理。

在伤员转运到医疗机构前,要将伤员检伤分类(triaged),以便使其得到最有效的救治。一般将伤员分为 4 类:① 需紧急处理的危重患者,即出现可能影响生命的损害或指征,如窒息、严重出血、昏迷,呼吸超过 30 次/min,血压低于 80/50 mmHg 等(红色);

②可延期处理,即不严重的伤害或中毒,可随后处理或转运(黄色);③无须处理,即未中毒、无伤害或轻微中毒或伤害,不需要处理和转运,有时需要观察(绿色);④死亡/濒死,即无呼吸,无脉搏,双侧瞳孔散大(黑色)。

处置原则:以提高抢救成功率为主,按检伤标志分级处理。①红色:立即就地抢救;②黄色:简单处置后转送中心治疗;③绿色:需入院的转送中心,进行医学观察;其他人员视情况指定时间、地点医学观察;④黑色:待红色标志患者病情得到有效控制后,立即抢救。

3. 自然灾害 地震造成伤害的特点是患者数量多、伤势重、伤情复杂、涉及多学科,伤员常为复合伤、挤压伤、多发伤、常合并休克或心肺功能衰竭,骨折易造成截瘫或开放性骨折污染严重易继发感染。因此,地震现场救护的首要问题必须认识地震伤的严重性、复杂性,要集中注意处理威胁生命或可能发生威胁生命的窒息、心脏骤停和大出血等情况;注意处理挤压伤可能招致的挤压综合征和严重感染等情况;其次是切实做好伤员分类工作。尽量区分3类:一是危重伤员,必须火速抢救;二是重伤员,主要做好手术前准备和防止休克的发生、预防感染等;三是轻伤员,多能走行。对伤员的分类有利于对伤员的及时分类处理。为了保证紧张有序地工作,要认真做好转运标志的登记佩戴,注明编号、姓名、性别、单位、诊断、已处理情况,是否注射过破伤风血清、抗毒素等;再次是有效地组织医疗救护。要根据具体情况组织好三线救护组织,明确不同分工,在此基础上切实做好患者的运送。

洪涝灾害的发生可能导致淹溺死亡,在平时落水或游泳、跳水时撞击伤,在水中发生昏迷死亡也经常发生。由于淹溺死亡的原因可能为呼吸道阻塞造成窒息,或血液电解质变化引起心室纤维性颤动,或急性肺水肿等,在现场急救时首先强调互救,切不能仅仅等待医务人员的来到或转送,贻误抢救时机。医务人员要掌握现场急救的要领,在作短暂时间空水(即倒水)后,要坚持不懈地进行人工呼吸和胸外心脏按压,不能轻易放弃。此外,必须懂得淹溺抢救使心跳恢复后仍发生死亡的比例较高。因此,必须进行全面处理,包括纠正酸中毒,预防脑水肿、肺水肿,防止感染等综合急救措施。洪涝灾害带来的更严重问题是传染病的流行。因此,做好预防肠道传染病(痢疾、伤寒等)及血吸虫病、钩端螺旋体病的传播流行,认真做好水源消毒工作,做好粪便处理,进行预防性服药,对发病患者进行隔离治疗等卫生防疫、食品卫生、饮水卫生、环境卫生相关管理工作。在这个过程中,提高群众性的防病治病保健意识是至关重要的。

自古以来,火灾是不断发生的人祸,从烟蒂引火,家中电器老化引起的居民住宅火灾,到煤气管道、贮罐爆炸酿成的火灾,以及人祸或雷击"天火"引发的森林大火,都可能带来重大伤亡。火灾现场急救管理的原则是先救灾后救人,首要任务是现场抢救使受伤人员尽早脱离危险区,因为如果险情不控制,仍会继续发生伤害人们的情况。其次是救人,救人的原则是先救命,再处理伤情,其处理原则是:一灭,将伤员迅速带离火区,扑灭伤员着火的外衣;二查,检查全身状况和有无合并损伤,尤其要判明是否伴有化学中毒等,尽快判明烧伤程度;三防,防休克、防窒息、防创面污染;四包,包裹创面,防止再次污染;五送,保证把重伤员尽快送往医院。在这个过程中,要预先及时与医院有关科室联系,做好收治伤员的准备,防止伤员不必要的往返转院。

4. 交通事故  重大交通事故造成伤亡已成为人类疾病的重要死因之一,也是一种现代的社会病。急救管理原则是"先抢后救""先非医疗工程救险后现场医疗救护"。在发生车祸事故后首先要将伤员从车内救出,燃烧或毒气等因素都会继续进一步威胁伤员,其原则是在保证患者安全和不使伤情加重的情况下尽快将伤员从车内救出,这是抢救的第一环,否则无法进行有效的医疗处理。第二环是现场急救,着重处理伤员的窒息、出血、休克等严重问题,在进行必要的呼吸、循环支持和止血、包扎、固定后,要在保护生命和减轻伤残的原则下尽快进入第三环节即医疗运输,借用救护车运送,有条件的还可以采用直升飞机,这种方式具有速度快、颠簸少、较平稳的特点,将在今后重大交通事故抢救中发挥重大的作用。

空难急救是一项社会急救的系统工程,在现代社会里,空难事故的发生并不少见,其后果往往是十分严重的。空难事故的特点是事故发生的突然性、毫无规律性;事故性质的严重性;伤员较多;伤员病情的复杂性;多种复合性外伤;抢救工作的困难性;有时在交通极为不便的山区、水中或沼泽地带。尽管在机场和机上都有救生救护设施,但是空难一旦发生,主要靠现场救护。现场救护的重要特点是要靠公安、消防、航空当局、当地政府、群众的抢救。尤其是在空难发生后,飞机残骸点通常实行临时管制,因此做好协调工作十分重要。要把空难事故急救作为一项常抓不懈的工作,医务人员要掌握 4 种特殊技术:一是登机抢救技术,特别是在烟雾和毒气存在时的抢救技术;二是现场初步急救技术,包括止血、包扎、固定和心肺复苏等;三是对伤员分类运送技术,尽速将伤员分为 0 类(致命伤)、Ⅰ类(危重伤)、Ⅱ类(中重伤)、Ⅲ类(轻伤),并用不同交通工具尽快运送到医院;四是特殊抢救技术,包括航空中毒(飞机燃料燃烧产物一氧化碳、氰氢酸、氮氧化物中毒)和严重烧伤、休克处理。在整个过程中坚持先抢后救、抢中有救,先救命后治伤、先重伤后轻伤、先分类后运送的救护原则。要达到上述要求,从现场急救的组织指挥、医务人员急救技能的掌握、伤员运送安排、医院准备接受等一系列过程,都要经过演习、实施、落实,以备一旦空难事故发生时的援救行动。此外,在现场急救中,耐心细致地做好搜寻援救是十分重要的,往往可使一些遇险者脱险生还,从这个角度出发,要求医务人员能掌握一定的伞降急救技术,这可能是不久的将来对医院医务人员提出的一个新要求。

### 三、院前急救的现场组织、指挥与管理

现代院前急救在中国的发展只有二三十年的历史,就是加上其雏形也不过五六十年。经过我国广大医务人员与组织管理者的不懈努力,在全国范围内初步建立了以大中城市为核心的城市院前急救网络系统,全国所有省会城市和 50% 以上的地级城市都建

立了自己的急救中心,全国大大小小、各种形式的急救中心已有300多家,从业人员超过数万人,急救车超过万辆,广大的院前急救人员日日夜夜坚守着院前急救的岗位,保障了世界人口最多国家人民的生命安全,在历次重大突发公共卫生事件中,都发挥了不可替代的作用。但是,政府投入严重不足、专业设施残缺落后、人员素质参差不齐、专业知识和训练严重匮乏、专业化程度不高、公共群体缺乏普及性急救训练、缺乏专业化的急救现场组织与管理训练与立法等种种因素极大地制约了我国急救水平与效率。目前我国大规模的疾病与灾害应急处理的组织管理仍然依赖地方乃至中央一级行政领导,缺乏相应的专业机构或相关专业机构职责不明,其专业性与效率难免受到影响,有限的资源浪费十分普遍。2003年,突如其来的SARS疫情给我国政府和人民敲响了警钟。SARS过后,国家对紧急医疗救援的认识进一步加深,各级政府加大了对突发公共卫生事件紧急医疗救援的建设。在之后的5年中,国家投入超过35亿元加强由紧急医疗救治系统、紧急医疗专业救治队伍、紧急医疗信息系统、紧急医疗防治系统等4个部分组成的突发公共卫生事件紧急医疗救治体系建设,而其中院前急救是最主要的组成之一。中国的院前急救事业迎来了前所未有的建设机遇。但是,建设什么,怎么建设?建大楼、买车子、配器械、上系统等固然重要,但是比这些更重要的是标准化体制、法规、职能机构(单位)的建立与明确,以及急救现场组织、管理专业化等问题。以下是急救过程中必须顾及的几个方面。

(一)急救现场的指挥、管理与协调

急救现场的紧急救援按照就地、就近、安全、高效的原则,快速临时组织现场救护小组,统一指挥,加强灾害事故现场一线救治,这是保证抢救成功的关键措施之一。避免慌乱,建立一支高素质的自救、互救、抢救队伍,展开积极的现场救治。遵循"先救命后治伤,先重伤后轻伤"的原则,不被轻伤员的喊叫所干扰,而忽略了奄奄一息的危重伤员;遵循"先抢后救,抢中有救,尽快脱离事故现场"的原则,特别是爆炸和有害气体中毒时;遵循"先分类再运送"原则,必须先进行伤情分类,把伤员集中到标志相同的救护区,有的损伤需要待稳定伤情后方能运送。同时需充分利用现有的医疗资源,通过"120"指挥中心网上调度,急救中心、分中心、急救站三级急救网络的有效配合,协同公安、武警、消防、路政等部门,在尽可能短的时间内组织伤员救护转送,达到快速、高效救援的目的。

(二)不同救援单位的角色与责任

灾害事故一旦发生,由安全管理部门和社区报警,消防队、救护站、卫生机构、武警部队、军队和民防部门各自利用自己的人力物力进行外部援助,主要由医疗机构进行伤员的现场抢救和分类,其他各部门协同作战,做好伤员的转移和运送。

(三)医疗人员的分工及领导者的确立

医护人员以救为主,其他人员以抢为主,各负其责,相互配合,以免延误抢救时机。通常先到现场的医护人员应该担负现场抢救的组织指挥。

（四）设立不同救治区域与工作单位

提高现场急救成功率的关键是检伤分类。其目的在于区分伤员救治的轻重缓急,较准确地按伤情分别进行有组织的救治,使伤重而有救治希望的伤员得到优先处理。检伤分类由医务人员或经专门训练的急救人员进行,通过看、问、听及简单的体格检查将危重伤员筛选出来,如用 Champion 的 RTS 进行伤员的验伤分类,对伤员的最初验伤分拣之后,还会对他们重新评估,有必要的话要反复评估、分拣。常用的 4 级 START 伤员检伤分类系统,通常采用红、黄、绿及黑 4 色。

1. 伤员分类的等级和处理原则

（1）Ⅰ类:危重伤,需立即抢救,用红色表示;包括严重头部伤,大出血,昏迷,各类休克,开放性骨折,严重挤压伤,内脏损伤,大面积烧伤（30%以上）,窒息性气胸,颈、上颌和面部伤,严重烟雾吸入（窒息）等。要尽一切努力确保Ⅰ类伤得到优先抢救,待伤情稳定后优先由救护车送至相应医院。

（2）Ⅱ类:中重伤,允许暂缓抢救,用黄色标志表示;包括非窒息性胸腔创伤、长骨闭合性骨折、小面积烧伤（30%以下）、无昏迷或休克的头颅和软组织伤等。

（3）Ⅲ类:轻伤,用绿色标志表示。

（4）0 类:致命伤（死亡）,用黑色标志表示。

在空难中幸存而又未受伤的人员,已经受到瞬间生与死的考验,通常还有一部分人精神受到刺激,对这些人可以不加标记,但也要注意监护,给予妥当安置。

2. 救护区域标志的设置　用彩旗显示救护区的位置在混乱的现场具有重要意义,其目的是便于担架从分类组抬出的伤员准确送到相应的救护组,也便于转运伤员。Ⅰ类伤救护区插红色彩旗显示;Ⅱ类伤救护区插黄色彩旗显示;Ⅲ类伤救护区插绿色彩旗显示;0 类伤救护区插黑色彩旗显示。

（五）创伤的现场救治

创伤在全球范围内成为致死和致残的重要原因,尤其是青壮年,灾难发生时往往短时间内出现大量伤员,伤员量大、伤情复杂,救援力量往往与需求出现矛盾,容易出现混乱局面,除了现场组织、分拣、协调各种救援力量,使救援效果最大化外,还要优化创伤急救流程。现场救治的主要目的是救命、保肢、预防感染和安全后送。对伤者分流的同时,现场救治人员对伤员进行基本生命支持,必要时进行高级生命支持。创伤现场急救的具体步骤如下。

1. 创伤的评估　创伤的现场评估与急救-创伤指数 TI、AIS - ISS、CRMAS 评分等,对严重创伤者须进行反复评估:

（1）开放气道,同时保护颈椎。

（2）呼吸和通气。

（3）控制出血和循环支持;由于严重多发伤和大量扩容导致凝血病和腹腔间隙综合征等,所以提出控制性液体复苏;对大出血患者,重组因子Ⅶa 和氨甲环酸可以减少出血量,降低死亡率,但又会增加血栓的风险。

（4）神经功能评估。

（5）暴露检查以免漏诊。

2. 创伤的处理

（1）外出血与止血:创伤后,血液从伤口流向体外就称为外出血。不能控制的创伤后出血,是创伤后死亡的主要原因,这种原因造成的死亡是可能预防的,特别是 24 h 内出血量达到全身血容量,或者 3 h 内出血量达到全身血容量一半的大出血时,要尽快找到出血点,及时止血,恢复组织灌注,维持血流动力学稳定。

抢救要分秒必争,沉着果断,设法立即止血,以抢救伤员的生命。动脉出血色鲜红、量多、速度快、风险大;静脉出血色暗红,血缓慢不断地从伤口流出,其风险性较小;毛细血管出血色鲜红,血液从创面渗出。不论动脉或静脉出血,均需采用止血术,现场常用的止血方法有局部压迫止血、动脉压迫止血和止血带止血 3 种方法。

1）局部压迫止血法:用消毒纱布垫覆盖伤口后,再用纱布卷、毛巾或布料等折成垫子,放在伤口敷料上面,然后用绷带或三角巾加压包扎即可。此法对绝大多数伤口的出血均可达到良好的止血效果。在对肢体伤口的加压包扎过程中,加压力量达到止血目的即可,不宜过大,防止影响肢体的血液循环。包扎后,若仍有血液渗出,不要将敷料拿去,在敷料上加盖一层或多层敷料,然后用绷带等扎紧。

2）间接指压法:即在出血动脉的近端,用拇指或其余手指压向骨面以止血。这种方法简单易行,但不能持久。只能作为临时措施,必须尽快换用其他方法。

3）加垫屈肢止血法:适用于没有骨折或关节损伤的膝或肘以下部位的出血。将一块厚棉垫或绷带卷塞在腘窝或肘窝部,屈曲腿或臂,再用三角巾或绷带紧紧缚住。每隔 1 h 要松开一次,防止肢体坏死。

4）止血带止血法:这种止血方法较牢靠,但只能用于四肢血管的止血。

（2）包扎术:包扎是外伤急救中最常用的方法之一。它具有保护伤口、压迫止血、固定敷料、药品和骨折位置及减轻疼痛等作用。包扎最常用的材料是绷带或三角巾。包扎方向为自下而上,自左向右,从远心端向近心端。包扎时应保持肢体维持在功能位。

1）绷带包扎法:包括环形法、螺旋形法、螺旋反折法及"8"字形法。

2）三角巾包扎法:头部、面部、胸部、腹（臀）部及手足包扎均可使用三角巾。

（3）骨折固定:为了使骨折患者在送往医院中安全、舒适,伤部不致因颠簸震荡使得断骨刺伤血管和神经,增加伤害程度和伤员的痛苦,应利用一切可以利用的条件,如用躯干、健肢、木板、竹竿及树枝等,及时、正确地对骨折施行急救固定,即临时固定。

（4）伤员搬运法:伤员经现场急救后,就要搬动转送至医疗机构作进一步处理。搬运的基本原则是迅速、及时和安全。搬运方法有很多种,应因人,因地而异。昏迷、休克、内出血、内脏损伤、颅脑外伤和脊柱损伤的伤员,均需用担架运送。昏迷伤病员头部转向一侧,防止呕吐物误吸入气管,如果伤员出现呕吐,应及时清除其口腔内的呕吐物,防止误吸。颈部受伤(如颈椎骨折)的伤员,要在颈旁两侧各放置砂袋予以固定,勿使头部左右摇动。搬运背部受伤者时不能屈曲躯干,万一有脊柱骨折移位,会造成脊髓损伤而致半身瘫痪。有肢体骨折的,均需先行固定,然后运送。特别是对背部受伤者,应采用4人抬伤病员上担架的方法。

(5) 断肢的急救:在发生断肢(指)事故后,正确、及时地将伤员和断离的肢(指)体尽快、安全地护送到医院,可以提高断肢(指)再植的成功率。

断肢(指)应干燥冷藏保存,气温高的季节尤为重要。将断肢(指)用无菌或清洁的敷料包扎好,放入塑料袋内,再将塑料袋放入加盖的容器内,外围加冰块保存,不让断肢(指)与冰块直接接触,以防冻伤。也不要用任何液体浸泡断肢(指)。简单的保存方法是先用无菌或清洁敷料将断肢(指)包好,外面再用塑料薄膜包裹使之密封,然后埋在冰块中。

一般在室温20℃的情况下,完全缺血6～10 h后,断离的肢(指)体将发生不可逆的组织变性,即使血液循环恢复,肢(指)体仍难免坏死。在寒冷的季节或经过冷藏,断肢(指)的组织变性较慢,即使缺血超过6～10 h,只要经过良好的急救处理和再植手术,仍可能成功救治。由此可见,争取时间,迅速将伤员运送到附近有条件的医院非常重要。

(六) 伤者分流与转运

1. 伤者分流原则　①在及时施行医疗救护过程中,将伤员运送到各相关医疗机构;②为提高医疗救护质量,应尽可能减少医疗转送的过程;③将伤员迅速运送到进行确定性治疗的医疗机构中去。

2. 运送工具　①用担架、应急器材或救护车在现场抢救伤员后运送;②卫生运输工具,如救护车、救护用飞机、直升飞机、卫生列车及医疗船等运送伤员,尤其是危重伤员;③不得已时可用普通的运输工具转送伤员,尤其是轻伤员。在灾害事故中,直升飞机是转送伤员最理想的运输工具之一。

3. 伤员分流指征　下列情况之一的伤员应该运送:①运送途中没有生命危险者;②手术后伤情已稳定者;③应当实施的医疗处置已全部做完者;④伤病情有变化已经处置者;⑤骨折已固定确实者;⑥体温在38.5℃以下者。

下列情况之一者暂缓运送:①休克症状未纠正,病情不稳定者;②颅脑伤疑有颅内高压,有发生脑疝可能者;③颈髓损伤有呼吸功能障碍者;④胸、腹部术后病情不稳定者;⑤骨折固定不确定或未经妥善处理者;⑥大出血、严重撕裂伤、内脏损伤、颅脑重伤、开放性或哆开性骨折、严重挤压伤、窒息性气胸及颈部伤时,伤情特别危重,无法运送。

(七) 尸体处理

按规定程序对尸体进行处理。

(八) 装备与急救器材配备

必须配置功能齐全、设备精良的医疗设备,同时购置良好的交通工具及先进通信设备。如救护车内除了常规配备外,还应该有心电监护仪、体外除颤仪、呼吸机等。交通工具除救护车外,如有条件还应配备救护用飞机、直升飞机、卫生列车和医疗船等,使伤员可以在最短时间内实现立体救护。"120"统一管理,以患者为中心,以家庭为单位,以社区为范围的信息资源统一协调规划,并逐步形成网络化,合理安排急救力量和急救资源。

(九)急救参与人员的心理关怀

1. 伤员 一切有生命威胁的刺激都能引起人们强烈的心理效应,进而影响行为活动。灾害的强烈刺激使部分人精神难以适应。据统计约有 3/4 的人出现轻重不同的所谓灾害综合征,造成明显的精神创伤。因此,对伤员的救治除现场救护及早期治疗外,及时转送伤员在某种程度上往往能减轻这种精神上的创伤。

2. 医师 急救医师要在短时间内应对一定数量不同病种、病情各异甚至伤残后面目全非的伤员,要求医师具备冷静处理问题、全面分析病情、判断轻重缓急的能力,而且要对自己的言行承担法律责任。因此,对急救医师进行一定的心理疏导,鼓励他们参加娱乐体育活动,使其在工作中保持最佳身心状态,才能提高抢救成功率。

3. 护理人员 护理人员长期面对大量急、危、重患者,其中以创伤患者居多,而且绝大部分患者处于出血、休克、昏迷、濒死状态、大量强烈的应激源导致急救护理人员长期处于紧张状态,每一次抢救工作都是争分夺秒、快节奏的,高度的精力集中和精神紧张使护士无法在短时间内恢复平静,久而久之也会使护士产生疲乏感甚至神经衰弱。因此,应保证护理人员得到充分的休息和放松,使其保持良好的身心状态。

## 四、院内急救的现场组织、指挥与管理

院内急救大多以急救小组形式出现,是一个强有力的包括各个医疗专业的多学科团队,这个早已完善的院内组织结构,平时就进行不断的教育、培训、急救设备器械操作训练、急救药品等的储备和呼叫系统配备等,并经过多次实战演练和不断改进完善。这个团队在紧急情况下会做出快速反应,迅速提供包括早期 CPR、及时除颤、开始 ACLS 等治疗,并继续提供复苏后处理方案等的有效医疗措施,这为有效急救的开始减少了时间延迟。现场有医护人员的 CPR 可使心脏骤停患者的存活率提高 2～3 倍。原则上,一个急救小组可以包括 2～3 名医师和 1～2 名护士,其中,大多由急救经验丰富的医师出任急救组织者或指挥,急救组织者或指挥应快速判断患者需要急救的原因并立即根据可能的原因组织实施简单有效、具有针对性的急救方案,如确定是否立即需要开放气道、是否需要持续心外按压,以及针对性选择急救药物等,急救组织者或指挥还应全面监控患者的生命体征,并根据生命体征变化作出进一步的针对性急救决定;如是继续在现场急救还是转入有关重症监护病房、抑或直接送入手术室作进一步治疗等。参与急救的医师应无条件配合急救组织者或指挥实施急救方案,如气道开放或建立人工气道、持续心外按压、电除颤心脏复律、止血、固定体位等,如条件允许,可任命一位医师记录急救医嘱。急救的护士与急救医师一起共同参与急救,主要负责急救现场静脉通路的建立、给药、监护

设备与急救设备的准备等。

特别需要强调的是,为了急救工作有序、高效地展开,参与急救的人员需要某种程度的分工。但这种分工并不是严格的,急救现场往往需要相互支援与帮助,参与急救人员的最高原则应该是立即使针对性急救措施有序、高效地实施起来。

(钟春玖　王莉英　王传军)

## 参考文献

1. 国家卫生计生委关于印发突发事件紧急医学救援"十三五"规划(2016 – 2020 年). 国卫应急发〔2016〕46 号.
2. Panchal AR,Bartos JA,Cabañas JG,et al. Part 3:adult basic and advanced life support:2020 American Heart Association guidelines for cardiopulmonary resuscitation and emergency cardiovascular care〔J〕. Circulation,2020,142(16_Suppl_2):s366 – s468.

**图书在版编目(CIP)数据**

急救医学:理论与实践/姚晨玲主编. —上海:复旦大学出版社,2022.6
ISBN 978-7-309-16136-6

Ⅰ.①急…　Ⅱ.①姚…　Ⅲ.①急救—医学院校—教材　Ⅳ.①R459.7

中国版本图书馆 CIP 数据核字(2022)第 035989 号

**急救医学:理论与实践**
姚晨玲　主编
责任编辑/江黎涵

复旦大学出版社有限公司出版发行
上海市国权路 579 号　邮编:200433
网址:fupnet@ fudanpress.com　http://www.fudanpress.com
门市零售:86-21-65102580　　团体订购:86-21-65104505
出版部电话:86-21-65642845
上海丽佳制版印刷有限公司

开本 787×1092　1/16　印张 8.5　字数 176 千
2022 年 6 月第 1 版第 1 次印刷

ISBN 978-7-309-16136-6/R·1938
定价:68.00 元